Medical
Pocket Book Series
メディカル・ポケットブック シリーズ

飯島治之
飯島美樹 著

看護学生のための
解|剖|学
ドリル

Anatomy workbook for nursing students

技術評論社

はじめに

　解剖学は、医療系の大学や専門学校に進んだ学生さんにとって、必ず学ぶ必要性のある教科の一つです。

　この教科の特徴は、他の教科を学ぶ上の基礎となる知識を習得するものであり、膨大な量の情報がそこに存在します。そのため、学生さんは解剖学を暗記教科であると思いがちで、試験前に丸暗記ということが起こりやすく、試験の終了とともに忘却の彼方へと置き去られ、知識の定着が難しくなっています。学年が進み臨地実習に行った学生さんから、「もっと解剖学を勉強しておけばよかった」という言葉を耳にすることがよくありました。

　これを解消するためには、日々の研鑽が必要です。その一つの方法として、問題集の活用があげられます。実際、講義時に学生さんから「何か良い問題集はないですか？」との質問を受けることがよくありました。巷には国家試験対策用の問題集は多く見受けられますが、自己学習に向いた問題集はあまり多くありません。

『看護学生のための解剖学ドリル』は、自己学習によって解剖学の知識レベルの向上を図ることに目的を置いて作成しました。内容は、**「基礎編」「応用編」「統合編」**の3部構成としてあります。

　「基礎編」では、就学当初のレベルで習得が必要な臓器や構造の名称や位置についての確認に主眼を置きました。

　「応用編」では、その用語のもつ意味や生理機能との関連などについて正確な知識の獲得をめざします。似たような用語との違いを理解するため、国家試験と同様の四者択一形式の問題としてあります。

　「統合編」では、病態学や生化学など他の教科との関係性を含めた統合的知識の理解を深めるための設問を用意しました。

　この本を利用することにより、学生さんの解剖学への理解が向上し、さらに医療全般に対する知識が深まることを願います。

2017年5月　飯島治之、飯島美樹

看護学生のための解剖学ドリル 目次

はじめに……2
この本の使い方……12

解剖学の苦手克服 1st STEP

苦手克服には、ベースとなる知識が必須
まずは「基本問題」からはじめてみよう
……………………………………… 14

■ 細胞・組織
①細胞の基本構造……15
②細胞に関する基礎知識……17
③組織に関する基本知識①……19
④組織に関する基本知識②……21

■ 血液系
①血液の細胞……23
②血液に関する基本知識……25

■ 皮膚系
①皮膚の基本構造……27
②皮膚に関する基本知識……29

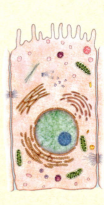

看護学生のための解剖学ドリル　目次

■ 循環器系

①心臓内部の基本構造……31
②心臓に関する基本知識①……33
③心臓に関する基本知識②……35
④動脈の分布……37
⑤動脈に関する基本知識①……39
⑥動脈に関する基本知識②……41
⑦腹部の静脈分布……43
⑧静脈とリンパ系に関する基本知識①……45
⑨静脈とリンパ系に関する基本知識②……47

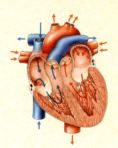

■ 呼吸器系

①肺の基本構造……49
②呼吸器系に関する基本知識①……51
③呼吸器系に関する基本知識②……53

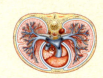

■ 消化器系

①消化器の基本構造……55
②腹腔の基本構造……57
③消化器系に関する基本知識①……59
④消化器系に関する基本知識②……61
⑤消化腺に関する基本知識①……63
⑥消化腺に関する基本知識②……65

■ 泌尿器系

①泌尿器の基本構造……67
②ネフロンの基本構造……69
③泌尿器に関する基本知識……71

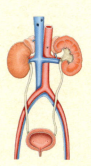

■ 生殖器系
①男性生殖器の基本構造……73
②女性生殖器の基本構造……75
③月経とそれに関連するホルモンの基本知識……77
④生殖器系に関する基本知識①……79
⑤生殖器系に関する基本知識②……81

■ 神経系
①大脳の基本構造……83
②大脳と脊髄の基本構造……85
③神経系に関する基本知識①……87
④神経系に関する基本知識②……89
⑤脊髄と末梢神経に関する基本知識①……91
⑥脊髄と末梢神経に関する基本知識②……93
⑦自律神経系に関する基本知識……95

■ 内分泌系
①内分泌系に関する基本知識①……97
②内分泌系に関する基本知識②……99
③内分泌に関する物質の基本知識①……101
④内分泌に関する物質の基本知識②……103
⑤内分泌に関する物質の基本知識③……105

■ 感覚器系
①眼の基本構造……107
②耳の基本構造……109
③感覚器に関する基本知識①……111
④感覚器に関する基本知識②……113
⑤感覚器に関する基本知識③……115

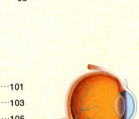

看護学生のための解剖学ドリル 目次

■ **骨格系**
①全身の主な骨の名称……**117**
②骨格に関する基本知識①……**119**
③骨格に関する基本知識②……**121**
④関節・靱帯に関する基本知識①……**123**
⑤関節・靱帯に関する基本知識②……**125**

■ **運動器系**
①全身の主な筋の名称……**127**
②運動器に関する基本知識①……**129**
③運動器に関する基本知識②……**131**

column 「カタカナ語は難しい?」……**133**

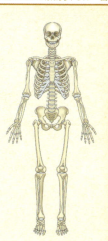

解剖学の苦手克服 2nd STEP

ベースとなる知識を固めたら、
「応用問題」でその知識をぐっと深めよう
……………………………………**134**

■ **細胞・組織**
①細胞に関する応用問題……**135**
②組織に関する応用問題……**137**

■ **血液系**
①血液に関する応用問題……**139**

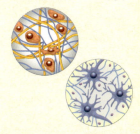

■ 皮膚系
①皮膚に関する応用問題……141

■ 循環器系
①心臓に関する応用問題……143
②動脈に関する応用問題……145
③静脈・リンパ系に関する応用問題……147

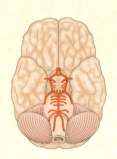

■ 呼吸器系
①気道に関する応用問題……149
②肺・胸膜に関する応用問題……151

■ 消化器系
①消化器全般に関する応用問題……153
②栄養に関する応用問題……155

■ 泌尿器系
①腎臓に関する応用問題……157
②尿路および尿に関する応用問題……159

■ 生殖器系
①生殖器系全般に関する応用問題……161
②発生に関する応用問題……163

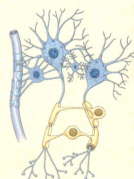

■ 神経系
①脳の内部構造に関する応用問題……165
②機能中枢に関する応用問題……167
③脊髄神経に関する応用問題①……169
④脊髄神経に関する応用問題②……171
⑤脳神経に関する応用問題……173

看護学生のための解剖学ドリル　目次

■ 内分泌系
①内分泌に関連する物質の応用問題①……**175**
②内分泌に関連する物質の応用問題②……**177**

■ 感覚器系
①感覚器全般に関する応用問題……**179**

■ 骨格系
①骨・関節・靱帯に関する応用問題……**181**

■ 運動器系
①筋に関する応用問題……**183**

column　「背中に聴診器をあてるのはなぜ？」……**185**

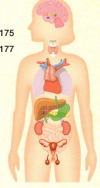

解剖学の苦手克服　Final STEP

苦手克服の最後は、知識と知識の組み合わせ「統合問題」で、知識を系統立てて理解しよう
……………………………………**186**

■ 細胞・組織
①DNAとタンパク質の形成……**187**

■ 血液系
①血球とその働き……**189**
②血液の成分とその働き……**191**

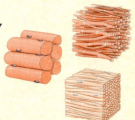

■ **皮膚系**
①皮膚の構造とその働き……**193**

■ **循環器系**
①血流のメカニズム……**195**

■ **呼吸器系**
①気道の構造とその働き……**197**
②呼吸運動に関わる部位とその働き……**199**

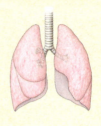

■ **消化器系**
①消化器とその働き……**201**

■ **泌尿器系**
①泌尿器とその働き……**203**
②尿の成分とその由来……**205**

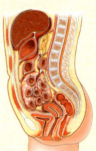

■ **生殖器系**
①性周期のメカニズム……**207**
②発生のメカニズム……**209**

■ **神経系**
①伝導路の流れ……**211**
②自律神経系の流れと働き……**213**

■ **内分泌系**
①ホルモン……**215**
②内分泌器官の最高中枢……**217**

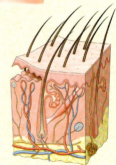

■ **感覚器系**
①視覚と聴覚……**219**

看護学生のための解剖学ドリル　目次

■ 骨格系
① 骨の働き……221
② 骨盤の構造……223

■ 運動器系
① 表情を作る筋、排尿・排便に関わる筋……225

column
「血管の不思議」……227

索引……228

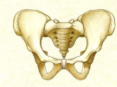
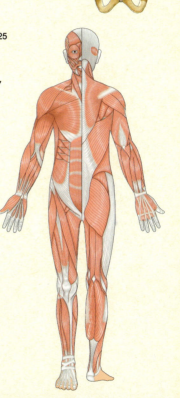

この本の使い方

　看護学生の皆さんにとって解剖学の知識は必須なもの。しかし、覚えることが膨大なため、試験前に丸暗記、試験が終われば全て忘却……。臨地実習の段階で「もっと勉強しておけば」ということになりがちです。
　本書は、解剖学の知識を自己学習で定着させるために特化してあります。
　解剖学を「基本問題」「応用問題」「統合問題」と３つに分け、段階を追って学べるように工夫。必要な知識の定着をサポートしてくれます。

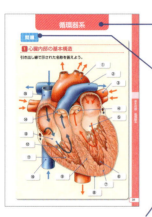

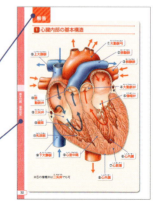

▼ タイトル
これから質問＆解説する内容のカテゴリー名を示しています。

▼ 問題
本書は「問題」と「解答」で構成されています。表ページは「問題」です。問題に答えてから裏ページの「解答」へ進もう。

▼ 解答
「解答」は質問の答えです。重要なところには解説を加えているので、うまく活用すると、知識の定着に役立ちます。

▼ インデックス
「基本問題」「応用問題」「統合問題」を色分けし、該当内容のカテゴリー名を明記しました。

▼ 基本問題、応用問題、統合問題

本書では、問題の難易度に応じて「基本問題」「応用問題」「統合問題」の3つ分けてあります。学習段階に応じてご活用ください。

◆ 1st STEP 基本問題

就学当初レベルで必要な知識がメイン。豊富なイラストを活用しながら、臓器や構造の名称や位置を中心に学ぶことができます。

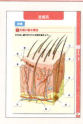 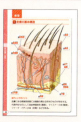

◆ 2nd STEP 応用問題

その用語がもつ意味や生理機能との関連性などについて正確な知識の獲得を目指します。類似用語との違いを理解するため、国家試験と同様の四者択一の問題としました。

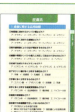 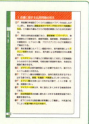

◆ Final STEP 統合問題

病態学や生化学など、他の教科との関係性を含めた統合的知識の理解を深めるための設問を用意しました。広範囲な知識を必要とする、歯ごたえある問題となっています。

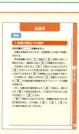 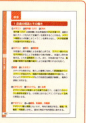

解剖学の苦手克服
1st STEP

苦手克服には、ベースとなる知識が必須
まずは「基本問題」からはじめてみよう

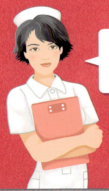

イラストを参考に、
基本知識を少しずつ
身につけるといいですよ

細胞・組織

問題

1 細胞の基本構造

引き出し線で示された名称を答えよう。

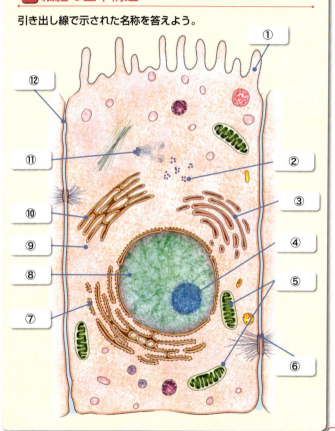

解答

1 細胞の基本構造

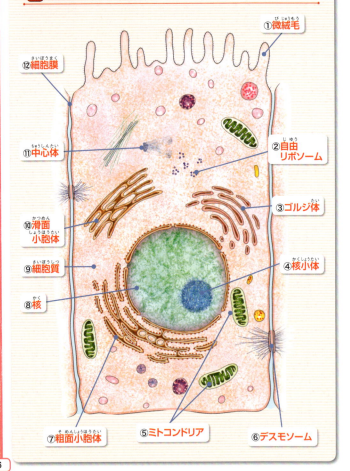

- ①微絨毛
- ②自由リボソーム
- ③ゴルジ体
- ④核小体
- ⑤ミトコンドリア
- ⑥デスモソーム
- ⑦粗面小胞体
- ⑧核
- ⑨細胞質
- ⑩滑面小胞体
- ⑪中心体
- ⑫細胞膜

問題

2 細胞に関する基本知識

① 細胞内に存在する大型で染色質を有する構造の名称は何？
② 細胞内に存在するゾル-ゲル状の名称は何？
③ 細胞の周囲を取り巻く二重膜構造の名称は何？
④ 細胞内においてエネルギー合成を行う構造の名称は何？
⑤ 細胞内においてタンパク合成を行う構造の名称は何？
⑥ 遺伝子の基本的化学構造の名称は何？
⑦ 遺伝子の遺伝情報を転写する物質の名称は何？
⑧ 遺伝子の遺伝情報を翻訳する物質の名称は何？
⑨ 細胞分裂時に発現する遺伝子の規則的配列構造の名称は何？
⑩ 生殖細胞にみられる特殊な分裂様式の名称は何？

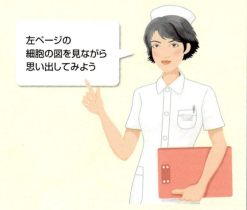

左ページの細胞の図を見ながら思い出してみよう

解答

2 細胞に関する基本知識

①**核**：細胞内にある円形や楕円形の構造で、内部に染色質が存在する。染色質は遺伝子の本体であるDNAが折りたたまれたもので、細胞の役割に応じて部分的に発現し、細胞機能を担う。

②**細胞質**：細胞質は細胞小器官や各種酵素、イオンを含むゾル-ゲル状の構造で、さまざまな代謝活動を行う。

③**細胞膜**：細胞の外周を覆うリン脂質の二重膜で、細胞の保護を行う。また、タンパクが分布しており、これがチャネルやポンプとして機能することで細胞内外の連絡に作用する。

④**ミトコンドリア**：細胞小器官の一つで、エネルギー合成に関わる。また、核とは別の独自のDNAが存在している。

⑤**リボソーム**：細胞質内に分布するrRNAで構成される顆粒状の構造。ここでmRNAからtRNAに遺伝情報が翻訳されタンパク質が形成される。

⑥**DNA（デオキシリボ核酸）**：二重らせん構造を持ち、遺伝情報を担っている。

⑦**mRNA（メッセンジャーRNA）**：核内のDNAの遺伝情報を転写して細胞質に移動し、リボソーム上でtRNAに情報を渡す。

⑧**tRNA（トランスファーRNA）**：一端にmRNAに対応するアンチコドン（mRANにある塩基配列の対となる三連子）、反対端にアミノ酸を有するRNAで、mRNAの情報を受けてタンパク質を合成する。

⑨**染色体**：核内のクロマチン（DNAとタンパク質の複合体）が細胞分裂時に集合した構造で、遺伝子が規則正しく配列する（遺伝子バンド）。

⑩**減数分裂**：還元分裂ともいう。生殖細胞にのみ見られる分裂様式で、2度の分裂を起こし染色体の数が半減する。

問題

3 組織に関する基本知識①

①四大組織の名称は何？

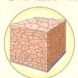 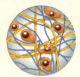 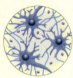

②血管の内皮を構成する上皮の名称は何？
③胃粘膜を構成する上皮の名称は何？
④膀胱粘膜を構成する上皮の名称は何？

◆上皮組織のタイプ

単層扁平上皮　単層立方上皮　単層円柱上皮

重層扁平上皮　重層立方上皮　多列円柱上皮　移行上皮

⑤分泌物を体表や管腔に放出する組織の名称は何？
⑥分泌物を血管内に放出する組織の名称は何？

3 組織に関する基本知識①

①**上皮組織**　　結合組織　　　筋組織　　　神経組織

②**単層扁平上皮**：一層の扁平な細胞層で形成される上皮で、血管内皮がこの例である。

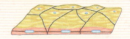

③**単層円柱上皮**：断面が円柱形をした一層の細胞層。消化管粘膜上皮などに分布する。

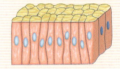

④**移行上皮**：細胞層の厚みが変化して内容積を変えることのできる上皮。尿管や膀胱の内面に分布する。

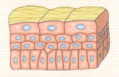

⑤**外分泌腺**：上皮組織の一種で、細胞が産生した分泌顆粒を体表や管腔に放出する細胞群。汗腺、乳腺、唾液腺などがこの例である。

⑥**内分泌腺**：上皮組織の一種で、細胞が産生した分泌顆粒を血管内に放出する細胞群。甲状腺、副腎などがこの例である。

問題

4 組織に関する基本知識②

①結合組織の線維成分の名称を列挙しよう。
②結合組織の細胞成分の名称を列挙しよう。

◆結合組織の模式図

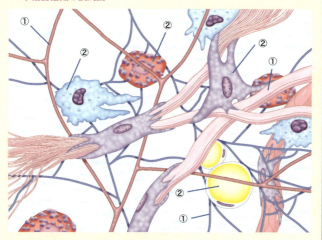

③四肢や体幹などに分布する筋の名称は何？
④血管や内臓などに分布する筋の名称は何？

◆筋組織のタイプ

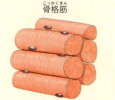
骨格筋

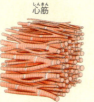
心筋

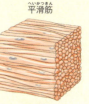
平滑筋

4 組織に関する基本知識②

① 膠原線維（コラーゲン）、弾性線維、細網線維
② 線維芽細胞、脂肪細胞、肥満細胞、マクロファージ

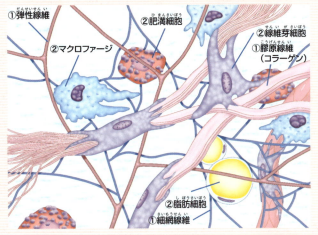

③ **骨格筋**：筋原線維が規則正しく配列し横紋が見られる筋で、自分の意思で動かすことのできる随意筋である。骨格に分布する。

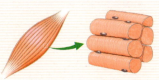

④ **平滑筋**：筋原線維の配列が不規則で自律して運動する不随意筋である。血管や内臓に分布する。

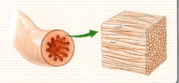

血液系

問題

1 血液の細胞

ブランクになっている血液細胞の名称を答えよう。

◆造血系細胞の推移

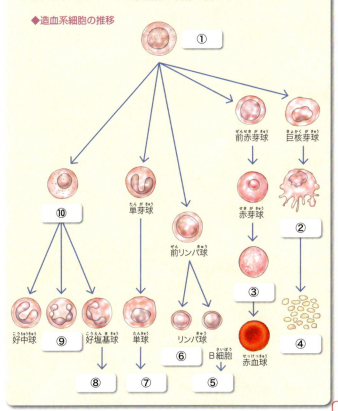

解答

1 血液の細胞

◆造血系細胞の推移

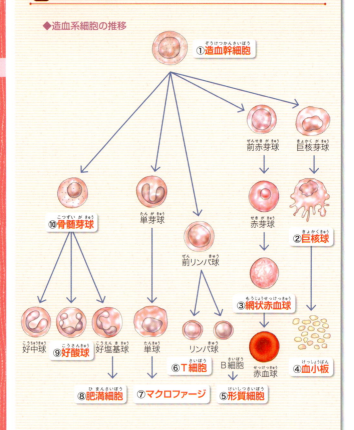

問題

2 血液に関する基本知識

①血液の全容量はどのぐらい？
②血液のpH値はどのぐらい？
③平均的な白血球数はどのぐらい？
④赤血球の寿命はどのぐらい？
⑤血球を産生する部位はどこ？
⑥赤血球の働きは何？
⑦白血球の働きは何？
⑧血小板の働きは何？
⑨代表的な血漿タンパクの名称は何？（３つ挙げよう）
⑩赤血球に含まれる血色素の名称は何？

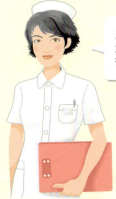

血液に関する数値と働き
覚えておくと
後々便利ですよ

2 血液に関する基本知識

① **体重の約13分の1（体重の約8%）**
② **pH7.4±0.05**：血液のpHは炭酸-炭酸水素系やリン酸系のバッファーにより7.4±0.05に保たれる。7.35以下はアシドーシス、7.45以上はアルカローシスとなる。

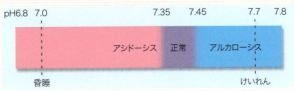

③ **6000〜9000/μℓ**：白血球は炎症や疾患により数が増加する。異常に増加するのは白血病である。
④ **90〜120日**：赤血球は赤芽球から形成される無核の細胞で、寿命は90〜120日である。
⑤ **骨髄**：血球は全て骨髄の造血幹細胞に由来する。
⑥ **酸素の運搬**：赤血球中のヘモグロビン（Hb）は酸素分圧濃度に応じて酸素と結合あるいは遊離を行う。
⑦ **生体の防御**：病原体や異質タンパクの貪食（好中球、マクロファージ、NK細胞）、抗体の産生（B細胞）を行う。
⑧ **血液凝固**：血管が傷害されると、それが刺激となって凝固因子が活性化され血小板血栓が形成、血管の傷口を塞ぐ。
⑨ **アルブミン、グロブリン、フィブリノゲン**：アルブミンは膠質浸透圧の調節、グロブリンのαとβは輸送タンパク、γは抗体、フィブリノゲンは血液凝固に作用する。
⑩ **ヘモグロビン**：鉄を含む複合タンパクで酸素と結合する。

皮膚系

問題

1 皮膚の基本構造

引き出し線で示された名称を答えよう。

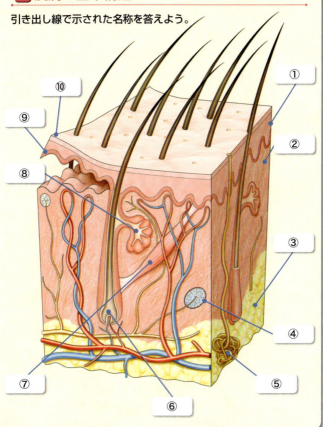

1 皮膚の基本構造

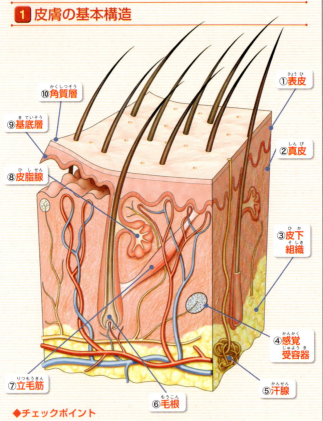

① 表皮
② 真皮
③ 皮下組織
④ 感覚受容器
⑤ 汗腺
⑥ 毛根
⑦ 立毛筋
⑧ 皮脂腺
⑨ 基底層
⑩ 角質層

◆チェックポイント

皮膚にある感覚受容器には複数の異なる形状のものが存在する。代表的なものとして自由神経終末（痛覚）、マイスナー小体（触覚）、ファタ・パチニ小体（圧覚）などがある。

2 皮膚に関する基本知識

①表皮最上層の名称は何？
②表皮に多く含まれるタンパク質の名称は何？
③表皮最下層の名称は何？
④表皮最下層にある色素を合成する細胞の名称は何？
⑤表皮にある色素の合成を促進するものは何？
⑥真皮に最も多く含まれる線維成分は何？
⑦身体に多く分布する汗腺の名称は何？
⑧毛根に付属する腺組織の名称は何？
⑨有機酸を含み限定的な部位に分布する汗腺の名称は何？
⑩皮膚で合成されるビタミンの名称は何？

◆皮膚構造の模式図

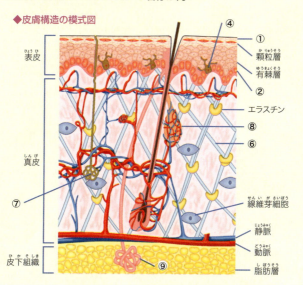

解答

2 皮膚に関する基本知識

①**角質層**：表皮の最上層の角化して死滅した細胞層。
②**ケラチン**：表皮に含まれるタンパク質で、表皮の耐水性を保つ。
③**基底層**：表皮最下層には細胞分裂を行う幹細胞やメラニン細胞などで構成される基底層がある。
④**メラニン細胞**：基底層にあり、メラニン色素を合成する細胞。
⑤**紫外線（UV）**：メラニン細胞を刺激してメラニン色素の合成を促進する。また、ビタミンDの合成も促す。
⑥**コラーゲン（膠原線維）**：真皮に含まれる主要な線維成分。
⑦**エクリン腺**：全身に分布する汗腺で、手掌や足底に多い。
⑧**皮脂腺**：毛に付属する腺組織。油脂を分泌し皮膚の乾燥を防ぐ。
⑨**アポクリン腺**：この腺は腋窩、乳輪部、外陰部などに分布している。有機酸を含むため特有の臭気のある汗を分泌する。
⑩**ビタミンD**：皮膚で合成され、消化管でのカルシウム吸収を促進する。

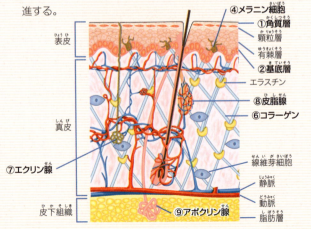

循環器系

問題

1 心臓内部の基本構造

引き出し線で示された名称を答えよう。

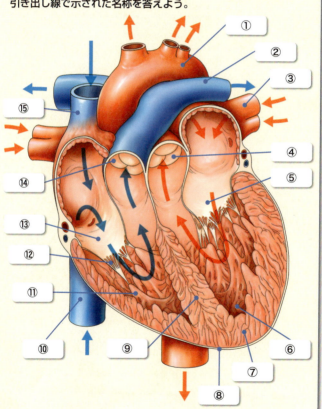

解答

1 心臓内部の基本構造

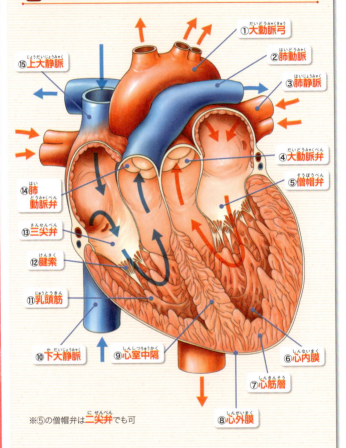

① 大動脈弓
② 肺動脈
③ 肺静脈
④ 大動脈弁
⑤ 僧帽弁
⑥ 心内膜
⑦ 心筋層
⑧ 心外膜
⑨ 心室中隔
⑩ 下大静脈
⑪ 乳頭筋
⑫ 腱索
⑬ 三尖弁
⑭ 肺動脈弁
⑮ 上大静脈

※⑤の僧帽弁は二尖弁でも可

問題

2 心臓に関する基本知識①

①心尖の位置は、
　鎖骨中線と何の交点？

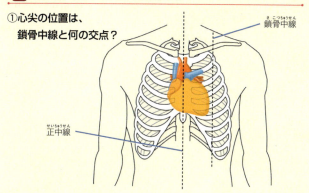

②大静脈がつながる心臓の部位はどこ？
③右心室から出る血管の名称は何？
④左心房と左心室の間にある弁の名称は何？
⑤尖弁の反転を防止するヒモ状構造の名称は何？

⑥右心房壁にある
　ペースメーカーの名称は何？

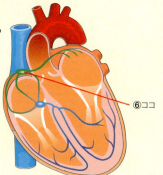

2 心臓に関する基本知識①

①**第5肋間**：心尖は胸腔内下部で、左第5肋間と鎖骨中線との交点あたりの位置に存在する。

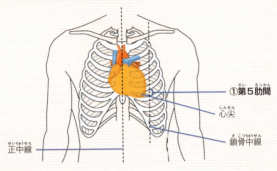

②**右心房**：右心房には上大静脈、下大静脈、冠状静脈洞が開口し、全身からの静脈血を集める。

③**肺動脈**：右心室から出て左右の肺へ達する動脈で、静脈血を肺へ送る。

④**僧帽弁（二尖弁）**：房室間にある弁は尖弁（房室弁）といわれ、右が三尖弁、左が二尖弁あるいは僧帽弁といわれる。

⑤**腱索**：房室弁は薄い膜構造で、その先端にある細い紐状の腱索が乳頭筋に固定することで反転が防がれる。

⑥**洞房結節**：右心房壁に存在する特殊な心筋細胞で、心臓の拍動を起こす刺激を発生する。

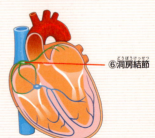

問題

3 心臓に関する基本知識②

①心臓に栄養を供給する動脈の名称は何？

②心房中隔に見られる胎児循環の遺残構造の名称は何？

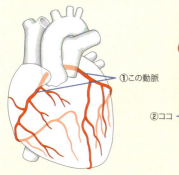

①この動脈

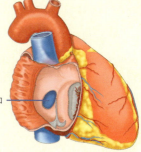

②ココ

③半月弁はどこに存在する？

④心膜によって形成される空間的構造の名称は何？

◆心臓壁のつくり

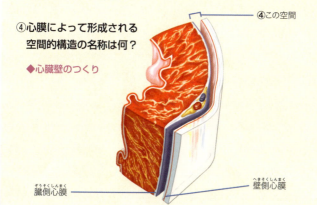

④この空間

臓側心膜　　　　　　　　　壁側心膜

基本問題　循環器系

3 心臓に関する基本知識②

①**冠状動脈**：上行大動脈の基部から出る左右1対の動脈である。

※臨床では単に「冠動脈」としていることが多い。また、左冠状動脈はすぐに回旋枝と前室間枝に分かれるため「3本の冠状動脈が出る」とする臨床の教科書もある。

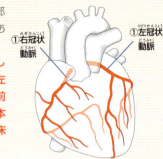

②**卵円窩**：右心房と左心房との間にある卵円形の構造。胎児期の卵円孔が出産とともに閉じたものである。

③**心室と動脈の間**：半月弁は動脈弁ともいわれ、心室と動脈の間に位置する。半月弁には大動脈弁と肺動脈弁がある。

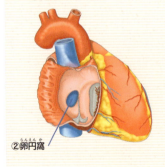
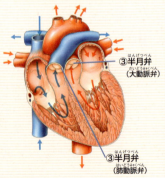

④**心膜腔（心嚢）**：臓側心膜と壁側心膜の間にできる空間的構造。

問題

4 動脈の分布

引き出し線で示された血管の名称を答えよう。

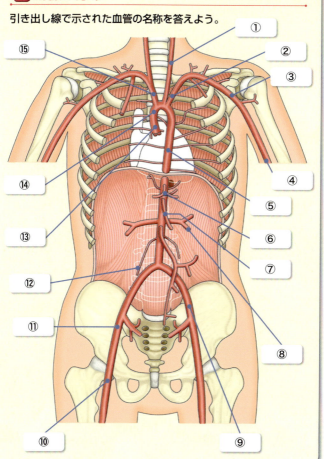

解答

4 動脈の分布

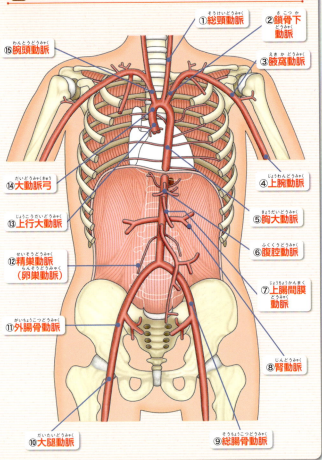

① 総頸動脈
② 鎖骨下動脈
③ 腋窩動脈
④ 上腕動脈
⑤ 胸大動脈
⑥ 腹腔動脈
⑦ 上腸間膜動脈
⑧ 腎動脈
⑨ 総腸骨動脈
⑩ 大腿動脈
⑪ 外腸骨動脈
⑫ 精巣動脈（卵巣動脈）
⑬ 上行大動脈
⑭ 大動脈弓
⑮ 腕頭動脈

5 動脈に関する基本知識①

①大動脈の中膜に多く存在するものの名称は何？
②細動脈の中膜に多く存在するものの名称は何？

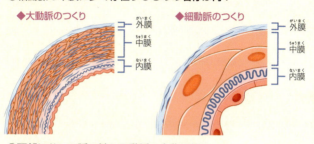

◆大動脈のつくり　外膜／中膜／内膜
◆細動脈のつくり　外膜／中膜／内膜

③頸部において脈の触れる動脈の名称は何？
④鎖骨下動脈から分岐して脳へ行く動脈の名称は何？

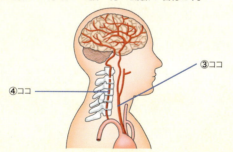

③ココ
④ココ

⑤手首母指側で脈の触れる動脈の名称は何？

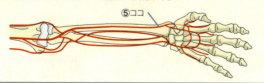

⑤ココ

5 動脈に関する基本知識①

① **弾性線維**：大動脈の中膜は弾性線維を多く含み、高い血圧に耐える構造となっている。

② **平滑筋**：細動脈の中膜には平滑筋が存在しており、交感神経刺激により収縮して血管内径を縮小させることで血圧を上昇させる。

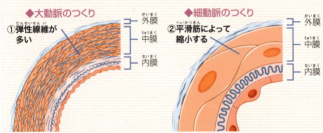

◆大動脈のつくり
① 弾性線維が多い
外膜／中膜／内膜

◆細動脈のつくり
② 平滑筋によって縮小する
外膜／中膜／内膜

③ **総頸動脈**：胸鎖乳突筋の内側を上行する動脈で、体表から脈を触れることができる。

④ **椎骨動脈**：鎖骨下動脈から分岐し、椎骨の横突孔内を上行して頭蓋内に入る。

⑤ **橈骨動脈**：体表で脈を感知できる動脈は皮下の浅層を走行するもので、橈骨動脈以外では浅側頭動脈、顔面動脈、総頸動脈、上腕動脈、大腿動脈、足背動脈などがある。

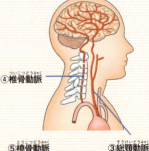

④椎骨動脈
③総頸動脈

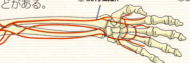

⑤橈骨動脈

問題

6 動脈に関する基本知識②

①上腹部臓器に栄養を供給する動脈の名称は何？
②脳底に見られる動脈のリング状構造の名称は何？

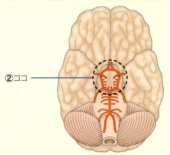

②ココ

③心臓カテーテルの挿入に用いられることの多い動脈の名称は何？
④鎖骨下動脈と上腕動脈の間の部分の動脈の名称は何？

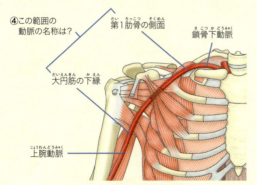

④この範囲の動脈の名称は？
第1肋骨の側面
鎖骨下動脈
大円筋の下縁
上腕動脈

⑤血圧測定に用いられる動脈の名称は何？

6 動脈に関する基本知識②

①**腹腔動脈**：腹腔動脈は胃、十二指腸、肝臓、膵臓、胆嚢、脾臓などの上腹部臓器に枝を出す。

②**大脳動脈輪（ウィリス動脈輪）**：大脳動脈輪は脳底にある動脈で、内頸動脈および椎骨動脈が合流してできる脳底動脈を結ぶ環状の動脈である。

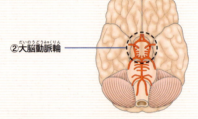

②大脳動脈輪

③**大腿動脈**あるいは**上腕動脈**

④**腋窩動脈**：上肢に分布する動脈は部位によって鎖骨下動脈、腋窩動脈、上腕動脈と名称が変換する。

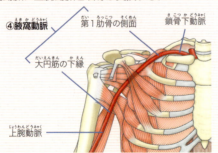

④腋窩動脈　第1肋骨の側面　鎖骨下動脈
大円筋の下縁
上腕動脈

⑤**上腕動脈**：血圧測定では、上腕動脈にマンシェットを巻き計測するのが一般的である。

問題

7 腹部の静脈分布

引き出し線で示された血管の名称を答えよう。

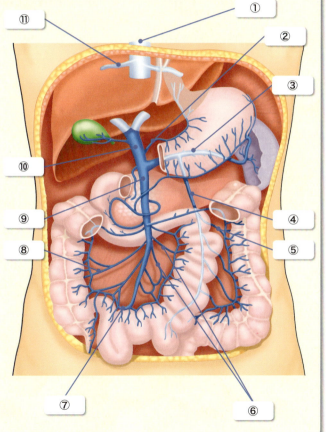

解答

7 腹部の静脈分布

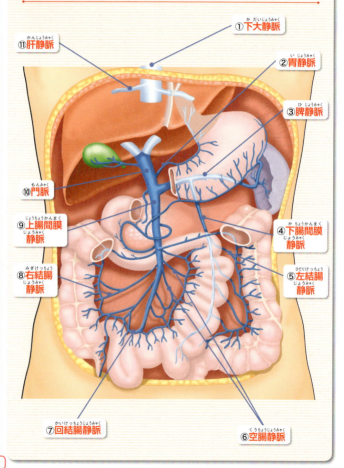

① 下大静脈
② 胃静脈
③ 脾静脈
④ 下腸間膜静脈
⑤ 左結腸静脈
⑥ 空腸静脈
⑦ 回結腸静脈
⑧ 右結腸静脈
⑨ 上腸間膜静脈
⑩ 門脈
⑪ 肝静脈

8 静脈とリンパ系に関する基本知識①

①四肢の静脈にあり、静脈還流を促す構造の名称は何？
②上肢において点滴に用いられることの多い静脈の名称は何？
③大腿部を走行する皮静脈の名称は何？

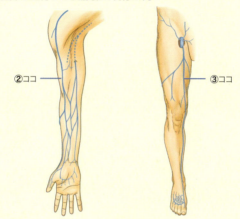

②ココ　　　　　　　　　　　③ココ

④脳静脈からの還流を受ける血管様構造の名称は何？

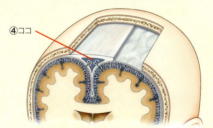

④ココ

⑤腸間膜静脈からの血液を肝臓に送る静脈の名称は何？

8 静脈とリンパ系に関する基本知識①

①**静脈弁**：静脈系では、血圧が低いことで起きる血液の停留を改善するために静脈弁、筋ポンプ、呼吸ポンプなどの機構が存在する。

②**橈側皮静脈**：点滴や採血には、上肢の皮静脈である橈側皮静脈、肘正中皮静脈、前腕正中皮静脈などが用いられる。

③**大伏在静脈**：下肢の皮静脈は、大腿内側に分布する大伏在静脈、大腿外側に分布する外側伏在静脈、下腿後面に分布する小伏在静脈がある。

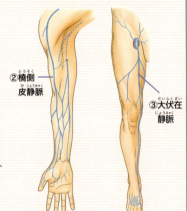

②**橈側皮静脈**

③**大伏在静脈**

④**硬膜静脈洞**：硬膜内にある管状の構造で、脳からの静脈血や脳脊髄液を還流する。

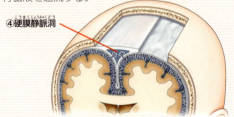

④**硬膜静脈洞**

⑤**門脈**：門脈は上腸間膜静脈、下腸間膜静脈、脾静脈、胃静脈などからの血液を肝臓へ送る血管である。

問題

⑨ 静脈とリンパ系に関する基本知識②

①肝硬変時に静脈瘤破裂を起こしやすい静脈の名称は何？

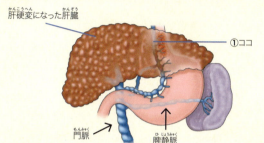

②肋間静脈からの血液を環流する静脈の名称は何？
③下半身と左上半身のリンパ液を集める構造の名称は何？

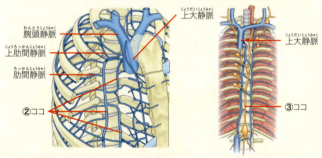

④大腿部の付け根にあるリンパ節の名称は何？
⑤左側腹部にあり、赤血球の破壊を行う器官の名称は何？

9 静脈とリンパ系に関する基本知識②

①**食道静脈**：門脈圧の亢進により胃静脈へ逆流した血液は、連続する食道静脈に流入する。その結果、血管が怒張する。

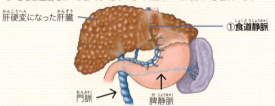

②**奇静脈**：奇静脈系は奇静脈、半奇静脈、副半奇静脈で構成され、肋間静脈の血液を受けて上大静脈に注ぐ。（ただし、副半奇静脈は欠如することがある）

③**胸管**：腹部の乳糜槽から連続するリンパ管で、下半身と左上半身のリンパ液を受けて左静脈角に注ぐ。

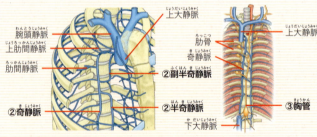

④**鼠径リンパ節**：伏在裂孔の上部にある。下肢や外陰部からのリンパ液を集めるリンパ節で、体表から腫脹を確認することができる。

⑤**脾臓**：左側腹部にある実質性臓器で、赤血球の破壊やリンパ球の貯留を行う。

呼吸器系

問題

1 肺の基本構造

引き出し線で示された名称を答えよう。

◆肺の外観

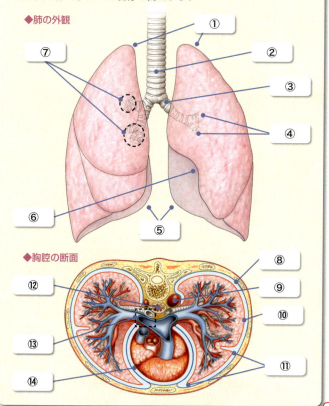

◆胸腔の断面

1 肺の基本構造

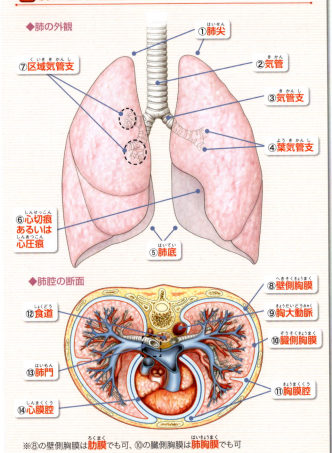

◆肺の外観

① 肺尖（はいせん）
② 気管（きかん）
③ 気管支（きかんし）
④ 葉気管支（ようきかんし）
⑤ 肺底（はいてい）
⑥ 心切痕（しんせっこん）あるいは心圧痕（しんあつこん）
⑦ 区域気管支（くいききかんし）

◆肺腔の断面

⑧ 壁側胸膜（へきそくきょうまく）
⑨ 胸大動脈（きょうだいどうみゃく）
⑩ 臓側胸膜（ぞうそくきょうまく）
⑪ 胸膜腔（きょうまくくう）
⑫ 食道（しょくどう）
⑬ 肺門（はいもん）
⑭ 心膜腔（しんまくくう）

※⑧の壁側胸膜は肋膜（ろくまく）でも可、⑩の臓側胸膜は肺胸膜（はいきょうまく）でも可

問題

2 呼吸器系に関する基本知識①

①鼻腔周囲の骨内にある空洞構造の名称は何？

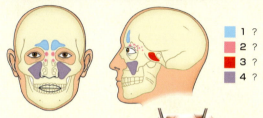

■ 1 ？
■ 2 ？
■ 3 ？
■ 4 ？

②咽頭壁にある
リンパ系組織の名称は何？

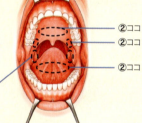

②ココ
②ココ
②ココ
②ココ

③喉頭において誤嚥を防ぐ
構造の名称は何？

④喉頭の中央にある
スリット状の構造の名称は何？

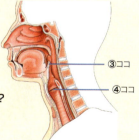

③ココ
④ココ

基本問題 呼吸器系

2 呼吸器系に関する基本知識①

①**副鼻腔**：鼻腔周囲の骨内にある空洞で、前頭洞、上顎洞、篩骨洞、蝶形骨洞に区分される。内面は粘膜で覆われ鼻腔と連絡する。

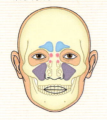

- 1 前頭洞
- 2 篩骨洞
- 3 蝶形骨洞
- 4 上顎洞

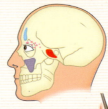

②アデノイド
②口蓋扁桃
②耳管扁桃
②舌扁桃

②**扁桃**：咽頭の粘膜下には咽頭扁桃（アデノイド）と耳管扁桃が存在する。口蓋扁桃と舌扁桃を合わせてワルダイエル咽頭輪という。

③**喉頭蓋**：喉頭の上端にある軟骨性の構造で、嚥下時には喉頭口を塞ぐことで誤嚥を防ぐ。

④**声帯（声門）**：喉頭軟骨と喉頭筋で構成され、中央のヒダ（声帯ヒダ）を開閉して発声を行う。

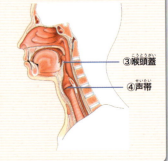

③喉頭蓋
④声帯

問題

3 呼吸器系に関する基本知識②

①気管に分布する可動性のある上皮の名称は何？
②気管の長さはどれくらい？
③左右の気管支の違いは何？

◆気管と気管支の構造

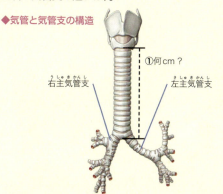

①何cm？
右主気管支
左主気管支

④左右の肺の違いは何？
⑤肺においてガス交換を行う微細な袋状の構造の名称は何？
⑥肺の内側面で囲われる空間的構造の名称は何？

◆胸腔の断面

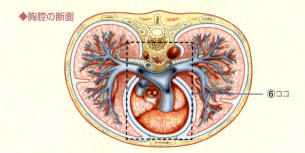

⑥ココ

3 呼吸器系に関する基本知識②

①**線毛上皮**：気管から気管支の粘膜に分布する上皮。線毛に可動性があり、空気とともに侵入するチリや異物を痰として除去する。

②**10～12cm**：喉頭下端から気管分岐部まででこれくらいの長さがある。

③**右気管支は太く、短い。また、正中線との成す角度が鋭角である。**

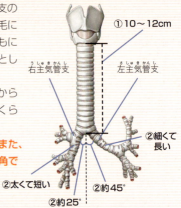

右主気管支／左主気管支／①10～12cm／②細くて長い／②太くて短い／②約45°／②約25°

④**右肺は3葉、左肺は2葉で構成される。容量は右肺約1200cc、左肺約1000ccである。**

⑤**肺胞**：気管支の末端にある微細な袋状の構造で、ここに分布する小肺胞細胞が酸素と二酸化炭素との交換（ガス交換）を行う。

⑥**縦隔**：胸腔中央部にあり、肺の内側面で境界される空間的構造。心臓、肺動脈、肺静脈、胸大動脈、食道、気管、胸腺などを収める。

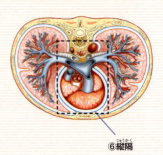

⑥縦隔

消化器系

問題

1 消化器の基本構造

引き出し線で示された消化器の名称を答えよう。

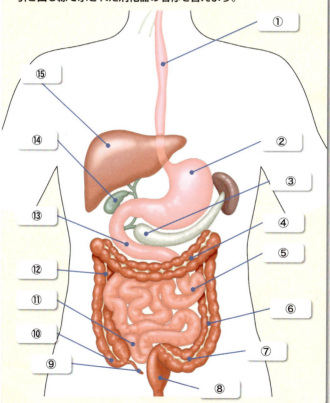

1 消化器の基本構造

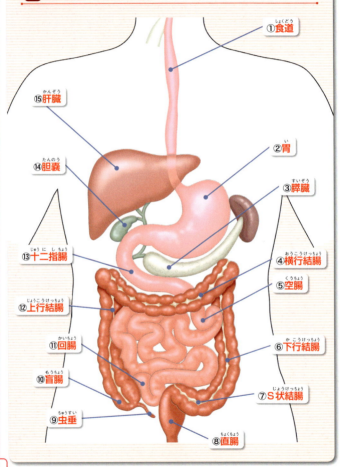

① 食道
② 胃
③ 膵臓
④ 横行結腸
⑤ 空腸
⑥ 下行結腸
⑦ S状結腸
⑧ 直腸
⑨ 虫垂
⑩ 盲腸
⑪ 回腸
⑫ 上行結腸
⑬ 十二指腸
⑭ 胆嚢
⑮ 肝臓

問題

2 腹腔の基本構造

引き出し線で示された名称を答えよう。

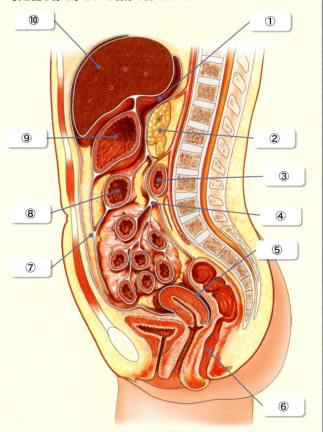

解答

2 腹腔の基本構造

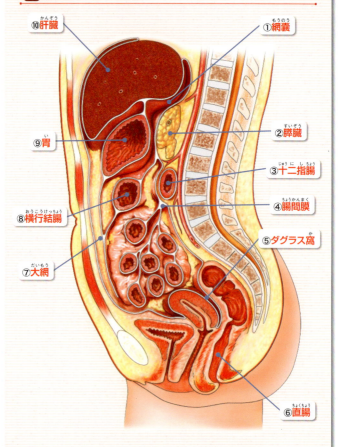

① 網嚢
② 膵臓
③ 十二指腸
④ 腸間膜
⑤ ダグラス窩
⑥ 直腸
⑦ 大網
⑧ 横行結腸
⑨ 胃
⑩ 肝臓

問題

3 消化器系に関する基本知識①

①永久歯の数は何本？
②歯の表面を覆う硬い構造の名称は何？
③消化管が横隔膜を貫通する部位の名称は何？

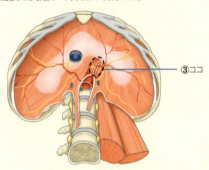

③ココ

④胃の入口部分の名称は何？

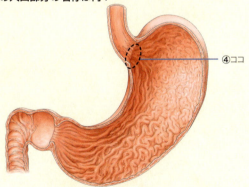

④ココ

⑤胃粘膜に分布する小さな窪みの名称は何？

3 消化器系に関する基本知識①

①**32本**：永久歯は第3大臼歯（親知らず）4本を含めて32本である。ちなみに乳歯は20本。

②**エナメル質**：歯の表面を覆うエナメル質は、人体の中で最も硬い構造である。

③**食道裂孔**：横隔膜には胸腔と腹腔を連絡する構造が通る3つの孔構造が存在する。このうち食道裂孔は食道と迷走神経が通過する。

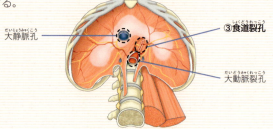

④**噴門**：胃は噴門部、胃底部、胃体部、幽門部に区分される。このうち噴門部は食道と連絡する部分である。

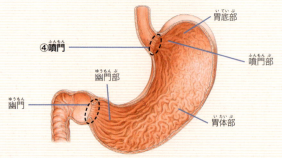

⑤**胃小窩**：胃粘膜に分布する小さな窪みで、内部に胃腺が存在する。

問題

4 消化器系に関する基本知識②

①十二指腸にある総胆管の開口部の名称は何？

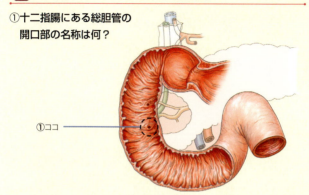

①ココ

②小腸の表面に分布して栄養を吸収する小さな突起の名称は何？
③小腸を腹壁に固定する膜構造の名称は何？

④小腸が大腸に合流する部位の名称は何？

⑤大腸の表面にある3本の縦走筋由来の構造の名称は何？

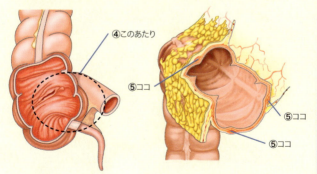

④このあたり
⑤ココ
⑤ココ
⑤ココ

4 消化器系に関する基本知識②

①**大十二指腸乳頭（ファータ乳頭）**：十二指腸下行部にある小さな突起構造で、中心に総胆管が開口する。

②**絨毛**：小腸輪状ヒダの表面に分布する小さな突起構造で、栄養素を吸収する。突起は表面積を拡大して栄養の吸収効率を高める。

③**腸間膜**：腹膜の一部で、腸およびそこに分布する血管を包む。

④**回盲部**：回腸と盲腸の連結部で回盲弁が存在し、内容物の逆流を防止する。

⑤**結腸ヒモ**：大腸に特有の構造で縦走筋により形成される。自由ヒモ、間膜ヒモ、大網ヒモに区分される。

問題

5 消化腺に関する基本知識①

①耳下腺から分泌される消化酵素の名称は何？
②胃腺から分泌される消化酵素の名称は何？
③胃腺から分泌され殺菌作用を持つ物質の名称は何？
④膵臓にある内分泌部の名称は何？
⑤膵液に含まれ胃液を中和する物質の名称は何？
⑥肝臓で作られ十二指腸に排泄される液体成分の名称は何？
⑦肝臓に貯蔵される糖質栄養素の名称は何？

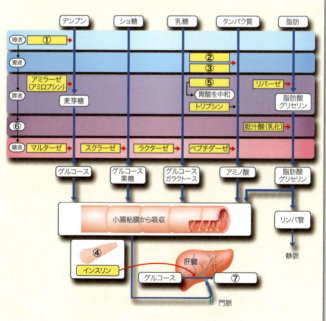

5 消化腺に関する基本知識①

①**唾液アミラーゼ**：耳下腺から分泌され、デンプンを麦芽糖に変える。

②**ペプシノゲン（ペプシン）**：胃腺の主細胞から分泌されるタンパク消化酵素で、タンパクをペプチドに変える。

③**胃酸（塩酸）**：胃腺壁細胞から分泌され、ペプシノゲンの活性化や細菌の不活性化（殺菌作用）を行う。

④**ランゲルハンス島**：膵臓に散在する構造で、グルカゴン、インスリン、ソマトスタチンが分泌される。

⑤**炭酸水素イオン**：膵液に含まれるイオンで、胃液を中和する。

⑥**胆汁**：肝細胞で形成され、胆汁酸、ビリルビン、コレステロールなどを含む。

⑦**グリコーゲン**：肝細胞や筋細胞に含まれる貯蔵型の糖。

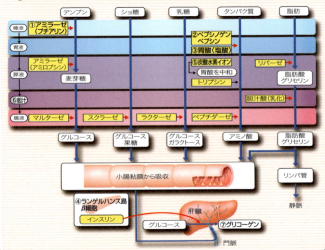

6 消化腺に関する基本知識②

①膵尾が接する臓器の
名称は何？

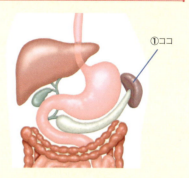

①ココ

②肝小葉において中心静脈から
放射状に分布する静脈様構造
の名称は何？

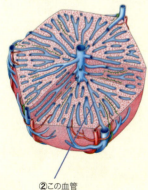

②この血管

③腸の陰窩に存在する分泌腺の
名称は何？

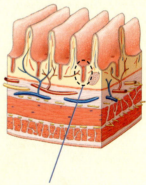

③ここにある腺

6 消化腺に関する基本知識②

① **脾臓**：左側腹部にある実質性器官で、赤血球の分解を行い、ヘムやビリルビンを肝臓へ送る。

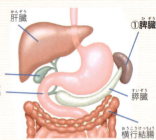

肝臓
①**脾臓**
胆嚢
十二指腸
膵臓
横行結腸

② **洞様血管（類洞）**：小葉間静脈と中心静脈を連絡する血管様構造で、周囲の肝細胞との間で物質交換を行う。

中心静脈
小葉間胆管
小葉間動脈
②**洞様血管（類洞）**
小葉間静脈

③ **リーベルキューン腺**：小腸の陰窩に存在する腸腺で、マルターゼ、ラクターゼ、ヌクレアーゼなどの消化酵素を含む弱アルカリ性の腸液を分泌する。

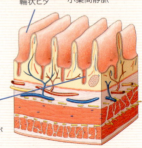

輪状ヒダ
陰窩
③**リーベルキューン腺**が分布している。

泌尿器系

問題

1 泌尿器の基本構造

引き出し線で示された名称を答えよう。

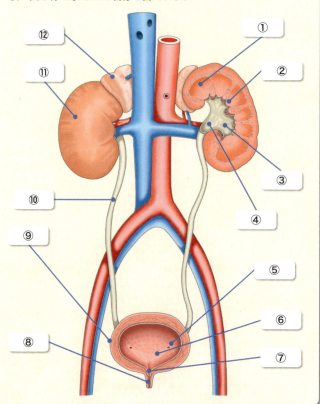

1 泌尿器の基本構造

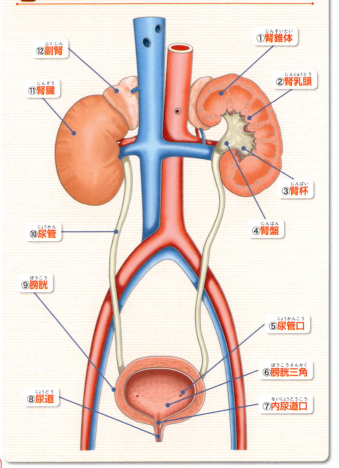

① 腎錐体
② 腎乳頭
③ 腎杯
④ 腎盤
⑤ 尿管口
⑥ 膀胱三角
⑦ 内尿道口
⑧ 尿道
⑨ 膀胱
⑩ 尿管
⑪ 腎臓
⑫ 副腎

問題

2 ネフロンの基本構造

引き出し線で示された名称を答えよう。

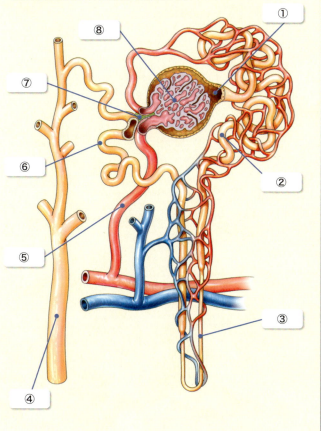

2 ネフロンの基本構造

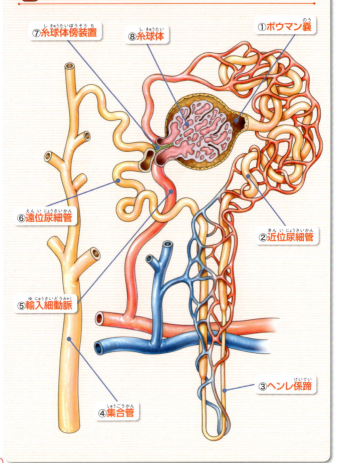

問題

3 泌尿器に関する基本知識

①尿をつくる臓器の名称は何？
②尿素をつくる臓器の名称は何？
③尿を貯蔵する臓器の名称は何？
④1日に形成される尿量はどのぐらい？
⑤尿を体外に排出する器官は何？
⑥尿を形成する機能的構成単位を何という？
⑦原尿を生成する部位の名称は何？
⑧原尿から必要成分を再吸収する構造の名称は何？
⑨膀胱の内容量はどのぐらい？
⑩複数の遠位尿細管が集まる構造の名称は何？

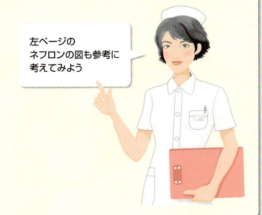

左ページの
ネフロンの図も参考に
考えてみよう

解答

3 泌尿器に関する基本知識

①**腎臓**：尿は腎臓で血液が濾過されることで形成される。
②**肝臓**：尿素は肝臓でオルニチン回路によりアミノ酸から遊離したアンモニアから形成される。
③**膀胱**：骨盤腔内の恥骨後部にある袋状の器官で、尿を貯留する。
④**1500～2000mℓ**：ちなみに、腎臓が1日で血液を濾過する量は約150ℓ。
⑤**尿道**：膀胱と体外を連絡する管状の器官で、男女とも外生殖器へ開口する。
⑥**ネフロン**：腎臓の機能的構成単位であり、腎小体と尿細管で構成される。
⑦**腎小体**：腎小体は糸球体とボウマン嚢で構成される。
⑧**尿細管**：ボウマン嚢に続く管状の構造で、近位尿細管、ヘンレ係蹄、遠位尿細管で構成される（集合管を含めることもある）。
⑨**約350mℓ**：膀胱の通常の容量は約350mℓであるが、尿が充満すると約800mℓにまで拡張する。
⑩**集合管**：集合管は多数のネフロンの遠位尿細管が合流し、腎乳頭部分に開口する。

生殖器系

問題

1 男性生殖器の基本構造

引き出し線で示された名称を答えよう。

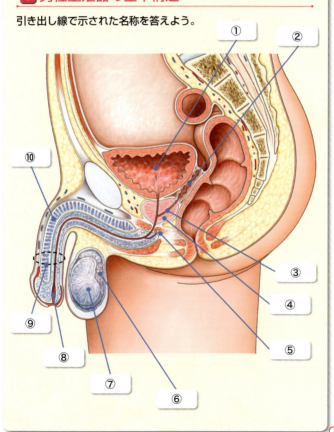

1 男性生殖器の基本構造

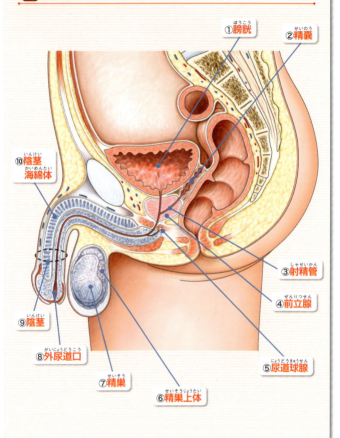

① 膀胱
② 精嚢
③ 射精管
④ 前立腺
⑤ 尿道球腺
⑥ 精巣上体
⑦ 精巣
⑧ 外尿道口
⑨ 陰茎
⑩ 陰茎海綿体

問題

2 女性生殖器の基本構造

引き出し線で示された名称を答えよう。

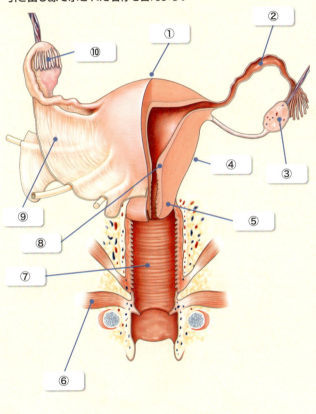

2 女性生殖器の基本構造

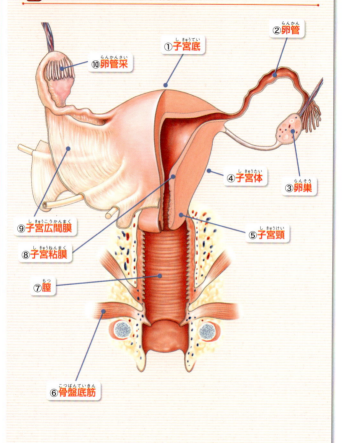

① 子宮底
② 卵管
③ 卵巣
④ 子宮体
⑤ 子宮頸
⑥ 骨盤底筋
⑦ 膣
⑧ 子宮粘膜
⑨ 子宮広間膜
⑩ 卵管采

問題

3 月経とそれに関連するホルモンの基礎知識

ブランクになっている名称や期間名を答えよう。

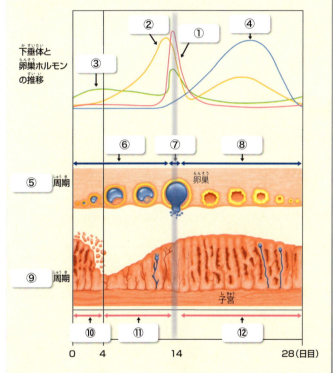

3 月経とそれに関連するホルモンの基礎知識

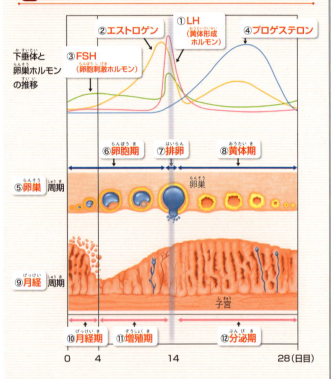

4 生殖器系に関する基本知識①

①生殖細胞の行う特殊な細胞分裂の名称は何？
②精子や男性ホルモンを産生する器官の名称は何？
③代表的な男性ホルモンの名称は何？
④膀胱の直下にあり、精液を産生する器官の名称は何？

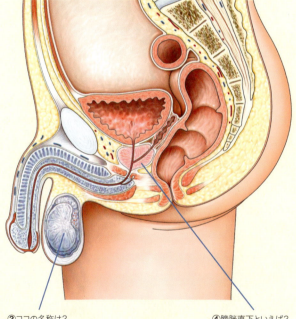

②ココの名称は？　　　　　　　　　　　④膀胱直下といえば？

基本問題　生殖器系

4 生殖器系に関する基本知識①

①**減数分裂（還元分裂）**：生殖細胞に見られる分裂様式で、染色体数が半減する。
②**精巣**：陰嚢内にある左右1対の楕円形の器官。精細管と間質で構成され、精子と男性ホルモンの産生を行う。
③**テストステロン**：精巣の間質細胞でつくられる男性ホルモン。
④**前立腺**：膀胱の直下にある実質性の臓器で、尿道と精路が合流する。ちなみに精液は約30％が前立腺の分泌液で、残り70％は精嚢の分泌液である。

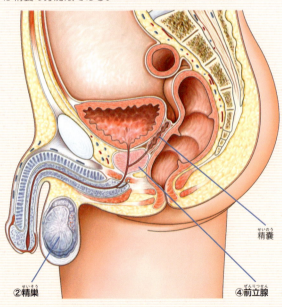

精嚢
②精巣
④前立腺

問題

5 生殖器系に関する基本知識②

①卵子や女性ホルモンを産生する器官の名称は何？
②精子と卵子が受精する器官の名称は何？
③受精卵が着床、発育する器官の名称は何？
④妊娠の維持に関わるホルモンの名称は何？
⑤卵胞の成熟や子宮粘膜の増殖を行うホルモンの名称は何？
⑥受精から着床までの期間はおよそ何日？

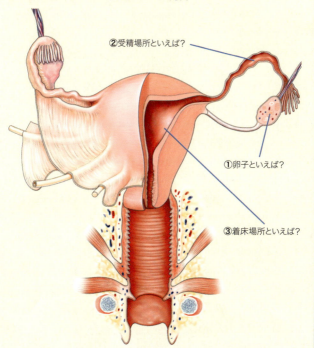

②受精場所といえば？
①卵子といえば？
③着床場所といえば？

5 生殖器系に関する基本知識②

① **卵巣**：骨盤腔内にある左右1対の楕円形の器官で、その直径は3cm程度である。原始から成熟に至る卵胞の集合体で、卵子と女性ホルモンの産生を行う。

② **卵管（膨大部）**：排卵された卵子は卵管膨大部で12〜24時間留まり、そこへ精子が到達すると受精が成立する。

③ **子宮**：骨盤腔にある洋梨形の臓器で、受精卵が着床し発育する。

④ **プロゲステロン**：卵胞が排卵後に変化した黄体でつくられる女性ホルモン。子宮粘膜の維持に作用する。

⑤ **エストロゲン**：卵胞上皮によりつくられるホルモンで、卵胞の成熟、子宮粘膜の増殖に作用する。

⑥ **5〜6日**：受精卵は卵管膨大部で受精後、卵割を繰り返しながら桑実胚となり、卵管内を移動して5〜6日で子宮に達する。

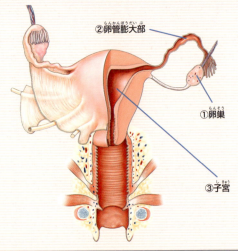

神経系

問題

1 大脳の基本構造

引き出し線で示された名称を答えよう。

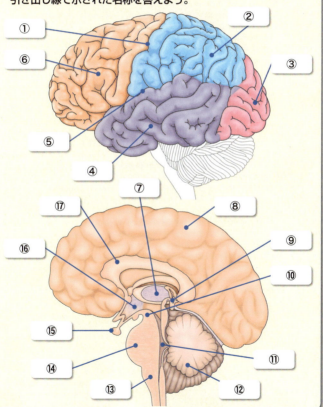

1 大脳の基本構造

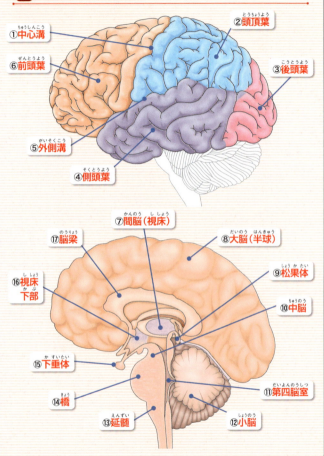

問題

2 大脳と脊髄の基本構造

引き出し線で示された名称を答えよ。

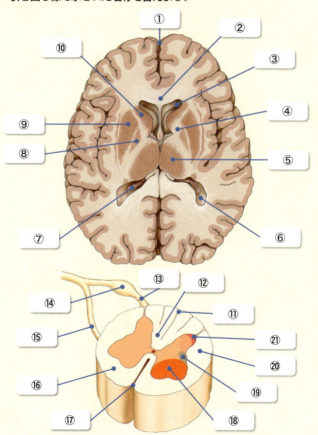

基本問題 神経系

解答

2 大脳と脊髄の基本構造

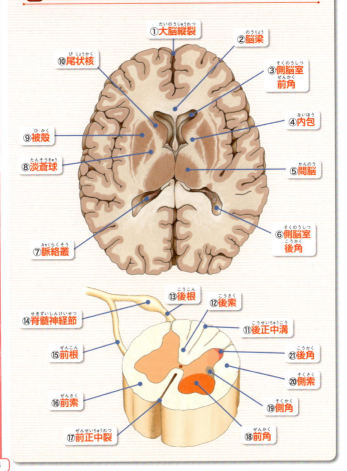

① 大脳縦裂
② 脳梁
③ 側脳室前角
④ 内包
⑤ 間脳
⑥ 側脳室後角
⑦ 脈絡叢
⑧ 淡蒼球
⑨ 被殻
⑩ 尾状核
⑪ 後正中溝
⑫ 後索
⑬ 後根
⑭ 脊髄神経節
⑮ 前根
⑯ 前索
⑰ 前正中裂
⑱ 前角
⑲ 側角
⑳ 側索
㉑ 後角

問題

3 神経系に関する基本知識①

①神経系の基本的構成単位の名称は何？
②神経単位から出ている突起状構造の名称は何？
③神経単位から次の細胞に情報を伝達する構造の名称は何？
④中枢神経系を補助する細胞の名称は何？
⑤末梢神経系を補助する細胞の名称は何？

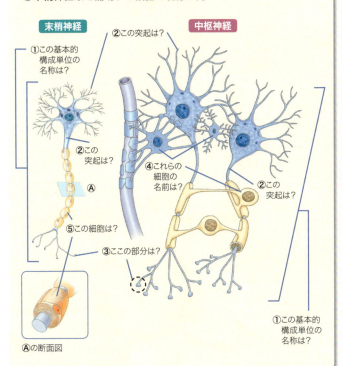

末梢神経
①この基本的構成単位の名称は？
②この突起は？
②この突起は？
Ⓐ
⑤この細胞は？
③ここの部分は？

Ⓐの断面図

中枢神経
②この突起は？
④これらの細胞の名前は？
②この突起は？
①この基本的構成単位の名称は？

3 神経系に関する基本知識①

① **ニューロン**：神経系を形成する機能的構成単位で、神経細胞体、神経突起、シナプス（神経終末）で構成される。

② **樹状突起、神経突起（軸索突起）**：ニューロン細胞体から出る突起状構造で、情報の電気的伝導を行う。

③ **シナプス（神経終末）**：神経突起の末端にあるボタン状の構造で、神経伝達物質を放出して次の細胞に情報を伝える。

④ **神経膠細胞**：**グリア細胞**とも呼ばれる。アストロサイト、オリゴデンドロサイト、ミクログリアなどがある。

⑤ **シュワン細胞**：シュワン細胞は末梢神経系の樹状突起を取り巻くミエリン鞘を形成する。

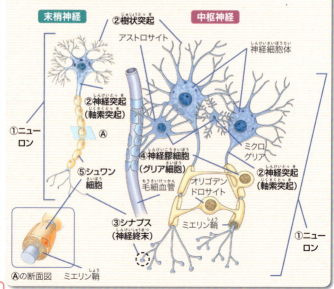

> 問題

4 神経系に関する基本知識②

①神経伝達物質の名称は何？
②中枢神経系を構成するものは何？
③末梢神経系を構成するものは何？

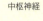

中枢神経

末梢神経

④中枢神経を覆う3種類の髄膜の名称は何？

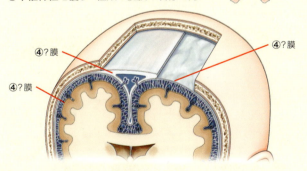

④?膜
④?膜
④?膜

⑤脳室内を満たす液体の名称は何？

4 神経系に関する基本知識②

① **アセチルコリン**：神経伝達物質として、他にアドレナリンやドパミンがある。

② **脳と脊髄**：脳と脊髄はニューロンのネットワークを形成して情報の整理、統合を行う。

③ **体性神経（運動神経、感覚神経）と自律神経（交感神経、副交感神経）**

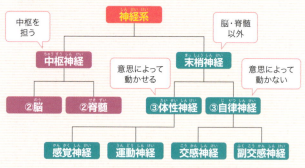

④ **硬膜、クモ膜、軟膜**：脳は外側から硬膜、クモ膜、軟膜の3種類の膜で覆われる。クモ膜下腔は血管に富み、脳脊髄液で充たされる。

⑤ **脳脊髄液**：脳室内の脈絡叢で形成され、脳室およびクモ膜下腔を満たしクモ膜顆粒から硬膜静脈洞に排泄される。

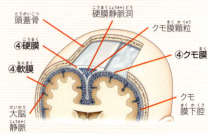

5 脊髄と末梢神経に関する基本知識①

①脊髄を納める管状構造の名称は何？
②脊髄の下端の高さはどの位置？
③脊髄にみられる2カ所の膨らみは何という？
④脊髄から出る末梢神経の本数はいくつ？

①ココ

◆脊髄の分布

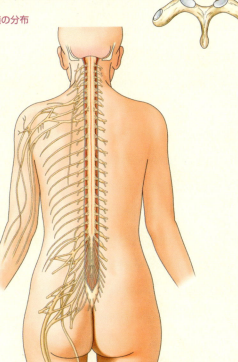

5 脊髄と末梢神経に関する基本知識①

① **脊柱管**：椎骨の椎孔が連なって形成されるトンネル状の空間構造で、内部に脊髄を納める。
② **L1の高さ**：脊柱管は仙骨の下端まで存在するが、内部の脊髄は第1腰椎の高さで終わる。
③ **頸膨大と腰膨大**：脊髄には上肢と下肢に分布するニューロンを送るための2カ所の膨大部が存在する。
④ **31対、計62本**：内訳は、頸神経＝8対、胸神経＝12対、腰神経＝5対、仙骨神経＝5対、尾骨神経＝1対。

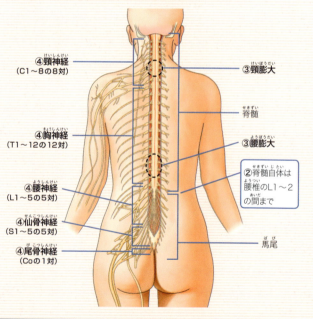

①脊柱管

④頸神経（C1〜8の8対）
③頸膨大
④胸神経（T1〜12の12対）
脊髄
③腰膨大
④腰神経（L1〜5の5対）
②脊髄自体は腰椎のL1〜2の間まで
④仙骨神経（S1〜5の5対）
④尾骨神経（Coの1対）
馬尾

6 脊髄と末梢神経に関する基本知識②

①脊髄に存在する運動ニューロンの集合部位の名称は何？
②脊髄に存在する感覚ニューロンの集合部位の名称は何？

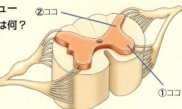

②ココ
①ココ

③上肢へ分布する神経を出す神経束の名称は何？
④下肢へ分布する神経を出す神経束の名称は何？
⑤脳神経の本数はいくつ？
⑥脳神経のうち副交感線維を含むものの名称は何？

◆脳神経の分布図

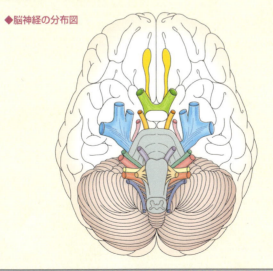

6 脊髄と末梢神経に関する基本知識②

①**前角** ②**後角**

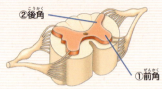

③**腕神経叢**：主な枝として、腋窩神経、筋皮神経、正中神経、尺骨神経、橈骨神経がある。

④**腰仙骨神経叢**：主な枝として、下殿神経、大腿神経、閉鎖神経、上殿神経、坐骨神経がある。

⑤**12対、計24本**：内訳は、**嗅神経、視神経、動眼神経、滑車神経、三叉神経、外転神経、顔面神経、内耳神経、舌咽神経、迷走神経、副神経、舌下神経**の12対。

⑥**動眼神経、顔面神経、舌咽神経、迷走神経**の4種。

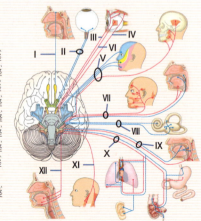

I 嗅神経
II 視神経
III 動眼神経
IV 滑車神経
V 三叉神経
VI 外転神経
VII 顔面神経
VIII 内耳神経
IX 舌咽神経
X 迷走神経
XI 副神経
XII 舌下神経

7 自律神経系に関する基本知識

①交感神経系の中枢の存在する部位はどこ？
②副交感神経系の中枢の存在する部位はどこ？
③心臓の拍動を促進する末梢神経は何？
④胃液の分泌を促進する末梢神経は何？
⑤汗腺の分泌を促進する末梢神経は何？
⑥瞳孔の収縮（縮瞳）に作用する末梢神経は何？
⑦涙の分泌を促す末梢神経は何？

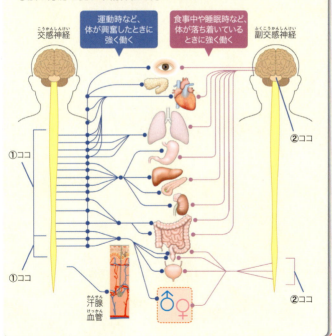

解答

7 自律神経系に関する基本知識

① 胸腰髄　　　　　② 脳幹、仙髄
③ 交感神経　　　　④ 迷走神経（副交感神経）
⑤ 交感神経　　　　⑥ 動眼神経（副交感神経）
⑦ 顔面神経（副交感神経）

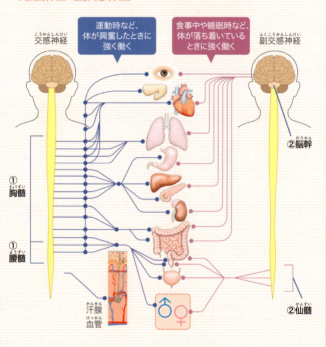

内分泌系

問題

1 内分泌系に関する基本知識①

① 脳の中央下部にある枝豆大の内分泌器官は何？

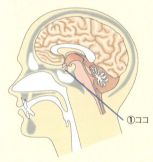

①ココ

② 頸部の甲状軟骨の下部にある内分泌器官は何？

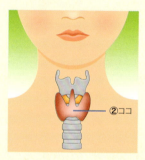

②ココ

③ 膵臓内に散在する内分泌器官の名称は何？

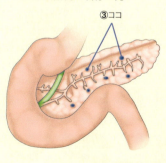

③ココ

④ 腎臓の上部にある扁平な内分泌器官は何？

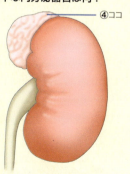

④ココ

解答

1 内分泌系に関する基本知識①

①**下垂体**：下垂体は脳の直下にあり漏斗で視床下部と連絡する。前葉と後葉に区分される。

②**甲状腺**：頸部前面にあるH字形をした内分泌器官。後面には上皮正体が存在。

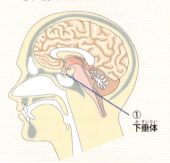

①下垂体

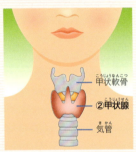

甲状軟骨
②甲状腺
気管

③**ランゲルハンス島**：膵臓にある内分泌器官でα細胞、β細胞およびδ細胞で構成される。

④**副腎**：腎臓の上にあり皮質と髄質で構成される。

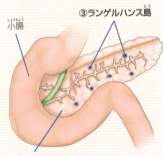

小腸
③ランゲルハンス島
膵臓

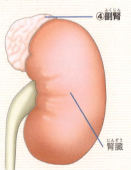

④副腎
腎臓

問題

2 内分泌系に関する基本知識②

①内分泌系の最高中枢はどこにある？

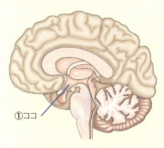

②頸部に存在する米粒大の2対の内分泌器官は何？

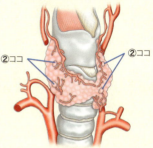

③男性の性腺を何という？

④女性の性腺を何という？

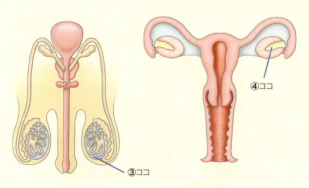

◆男性生殖器　　◆女性生殖器

2 内分泌系に関する基本知識②

① **視床下部**：間脳の一部で、自律神経系の中枢が存在する。

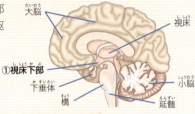

② **上皮小体**：甲状腺の裏にある小さな内分泌器官。

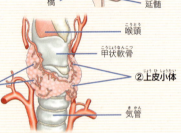

③ **精巣**：陰嚢内にある楕円形器官で、精子と男性ホルモンを生成する。

④ **卵巣**：腹腔内にある小さな楕円形の器官で、卵子と女性ホルモンの生成を行う。

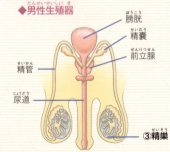

◆男性生殖器

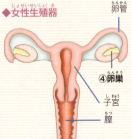

◆女性生殖器

[問題]

3 内分泌に関連する物質の基本知識①

①GHの日本語名は何という？
②ACTHの日本語名は何という？
③FSHの日本語名は何という？
④LHの日本語名は何という？
⑤ADHの日本語名は何という？
⑥PTHの日本語名は何という？
⑦TSHの日本語名は何という？

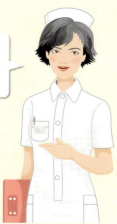

ホルモンの名前、似たようなものが多くて、混乱しますね

解答

3 内分泌に関連する物質の基本知識①

①**成長ホルモン**：growth hormone。下垂体前葉ホルモンの1つ。

②**副腎皮質刺激ホルモン**：adrenocorticotropic hormone。下垂体前葉ホルモンの1つ。

③**卵胞刺激ホルモン**：follicle stimulating hormone。下垂体前葉ホルモンの1つ。

④**黄体形成ホルモン**：luteinizing hormone。下垂体前葉ホルモンの1つ。

⑤**抗利尿ホルモン（バソプレシン）**：antidiuretic hormone。下垂体後葉ホルモンの1つ。

⑥**上皮小体ホルモン（パラソルモン）**：parathyroid hormone。副甲状腺ホルモンもいう。

⑦**甲状腺刺激ホルモン**：thyroid stimulating hormone。下垂体前葉ホルモン の1つ。

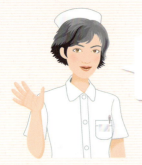

ホルモンの名前に当てはまる英単語を覚えておくと、スムーズに覚えられますよ

問題

4 内分泌に関連する物質の基本知識②

次のホルモンや化学物質を分泌する臓器と主要な機能は何?
① アドレナリン
② アルドステロン
③ インスリン
④ エストロゲン
⑤ オキシトシン
⑥ カルシトニン
⑦ グルカゴン
⑧ コルチゾル
⑨ サイロキシン
⑩ テストステロン
⑪ バソプレシン
⑫ パラソルモン(パラトルモン)

◆ここに登場する内分泌器官

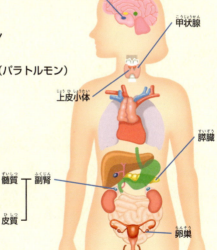

4 内分泌に関連する物質の基本知識②

①**副腎髄質**：交感神経類似作用。
②**副腎皮質**：ネフロンにおけるナトリウムと水分の再吸収。
③**ランゲルハンス島（β細胞）**：血糖値の低下。
④**卵巣（卵胞上皮細胞）**：卵胞の成熟、子宮粘膜の増殖。
⑤**下垂体後葉（産生は視床下部）**：子宮筋の収縮。
⑥**甲状腺（C細胞）**：血中カルシウム濃度の低下。
⑦**ランゲルハンス島（α細胞）**：血糖値の上昇。
⑧**副腎皮質**：糖新生、抗炎症作用、免疫抑制。
⑨**甲状腺（濾胞細胞）**：基礎代謝の増大、神経機能の維持。
⑩**精巣（間質細胞）**：精子産生の促進、男性の二次性徴、タンパク質同化。
⑪**下垂体後葉（産生は視床下部）**：抗利尿作用（腎臓での水分再吸収）。
⑫**上皮小体**：血中カルシウム濃度の上昇（骨吸収）。

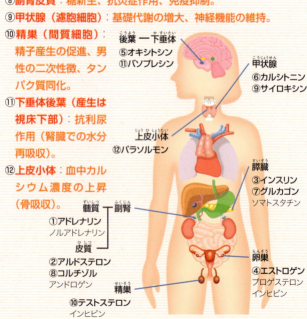

後葉 ― 下垂体
⑤オキシトシン
⑪バソプレシン

甲状腺
⑥カルシトニン
⑨サイロキシン

上皮小体
⑫パラソルモン

膵臓
③インスリン
⑦グルカゴン
ソマトスタチン

髄質 副腎
①アドレナリン
ノルアドレナリン
皮質
②アルドステロン
⑧コルチゾル
アンドロゲン

卵巣
④エストロゲン
プロゲステロン
インヒビン

精巣
⑩テストステロン
インヒビン

問題

5 内分泌に関連する物質の基本知識③

次のホルモンや化学物質を分泌する臓器と主要な機能は何？

①ANP
②エリスロポエチン
③エンドルフィン
④ガストリン
⑤コレシストキニン
⑥サイモシン
⑦性腺刺激ホルモン放出ホルモン
⑧セクレチン
⑨成長ホルモン
⑩内因子
⑪メラトニン
⑫レニン

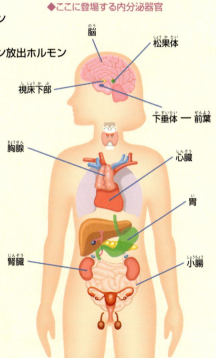

◆ここに登場する内分泌器官

脳
松果体
視床下部
下垂体 — 前葉
胸腺
心臓
胃
腎臓
小腸

5 内分泌に関連する物質の基本知識③

①**心臓（心房）**：腎臓に作用しナトリウムと水の排泄を促す。
②**腎臓**：赤血球の増産。
③**脳**：疼痛の緩和。
④**胃**：胃液の分泌促進。
⑤**小腸**：胆汁の分泌促進。
⑥**胸腺**：T細胞の成熟。
⑦**視床下部**：性腺刺激ホルモンの分泌促進。
⑧**小腸**：膵液（炭酸水素イオン）の分泌促進。
⑨**下垂体前葉**：骨の成長、タンパク質同化作用。
⑩**胃**：小腸でのビタミンB_{12}の吸収促進。
⑪**松果体**：概日リズムの調節。
⑫**腎臓**：糸球体濾過圧の亢進。

脳
③エンドルフィン

松果体
⑪メラトニン

下垂体―前葉
⑨成長ホルモン（GH）
甲状腺刺激ホルモン（TSH）
卵胞刺激ホルモン（FSH）
プロラクチン
β-エンドルフィン

胸腺
⑥サイモシン

心臓
①ANP

視床下部
⑦性腺刺激ホルモン放出ホルモン（GnRH）
ソマトスタチン
副腎皮質刺激ホルモン放出ホルモン（CRH）
成長ホルモン放出ホルモン（GHRH）
プロラクチン放出因子（PRF）
プロラクチン抑制因子（PIF）
甲状腺刺激ホルモン放出ホルモン（TRH）

胃
④ガストリン
⑩内因子

腎臓
②エリスロポエチン
⑫レニン

小腸
⑤コレシストキニン
⑧セクレチン

感覚器系

問題

1 眼の基本構造

引き出し線で示された名称を答えよう。

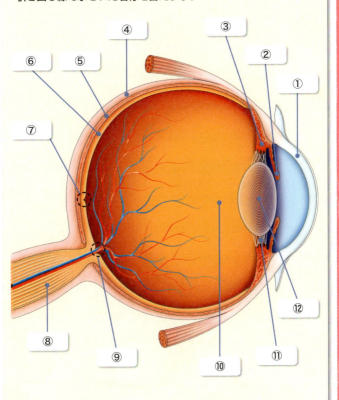

1 眼の基本構造

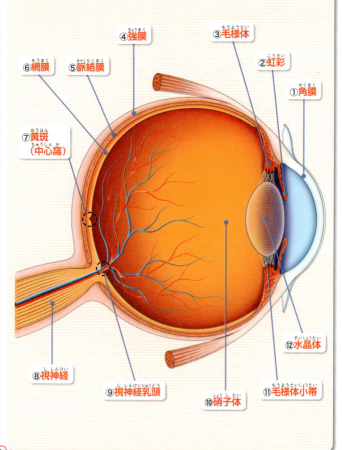

問題

2 耳の基本構造

引き出し線で示された名称を答えよう。

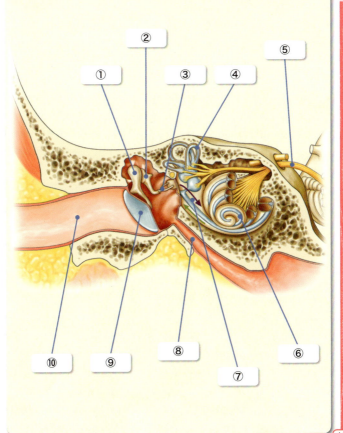

2 耳の基本構造

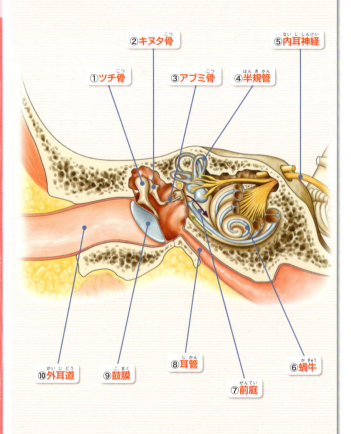

① ツチ骨
② キヌタ骨
③ アブミ骨
④ 半規管
⑤ 内耳神経
⑥ 蝸牛
⑦ 前庭
⑧ 耳管
⑨ 鼓膜
⑩ 外耳道

問題

3 感覚器に関する基本知識①

①眼球の前端にあり、透明で血管が分布しない膜構造の名称は何？
②眼球内にあり、光を屈折する構造の名称は何？
③眼球内にあり、光を感知する構造の名称は何？
④眼球内において光を最も強く感じる部位の名称は何？

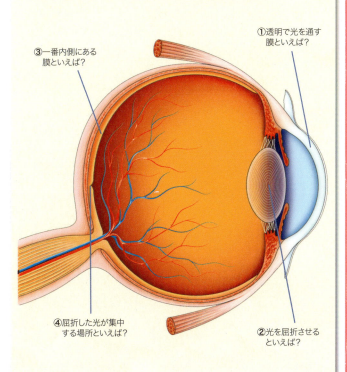

③一番内側にある膜といえば？

①透明で光を通す膜といえば？

④屈折した光が集中する場所といえば？

②光を屈折させるといえば？

基本問題：感覚器系

3 感覚器に関する基本知識①

①**角膜**：眼球の先端にあり、光を円滑に通過させるため血管が存在しない。また痛覚があり角膜反射を起こす。

②**水晶体（レンズ）**：毛様体により厚みを変化させ、光を屈折し結像を行う。

③**網膜**：眼球壁の最内面にある。視細胞（杆状体、錐状体）が分布し、光情報を電気的刺激に変換する。

④**黄斑**：視細胞が密に分布しており、光を最も強く感じる部分。その中央を中心窩という。

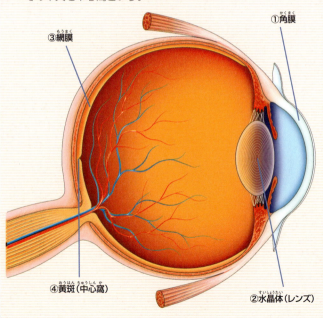

問題

4 感覚器に関する基本知識②

①音を感知する受容器の名称は何？
②中耳にあり、音の振動を内耳に伝える骨の名称は何？
③平衡感覚を感知する受容器の名称は何？

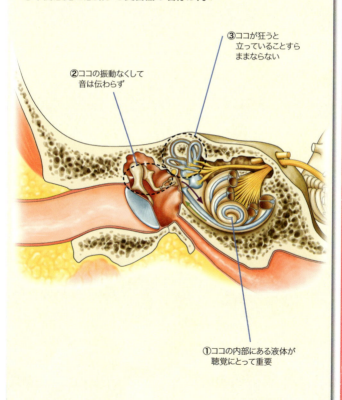

③ココが狂うと立っていることすらままならない

②ココの振動なくして音は伝わらず

①ココの内部にある液体が聴覚にとって重要

4 感覚器に関する基本知識②

①**蝸牛管（コルチ器）**：蝸牛内にある渦巻状の管構造で、内部に分布するコルチ器が音の振動から変換されたリンパ液の流れをキャッチする。

②**耳小骨**：中耳にある小さな骨でツチ骨、キヌタ骨、アブミ骨に区分される。鼓膜で捉えた音の振動を内耳に伝える。

③**半規管**：XYZ軸方向に配列する3つのループ状の管構造で構成され、内部にある有毛細胞がリンパ液の流れを捉える。

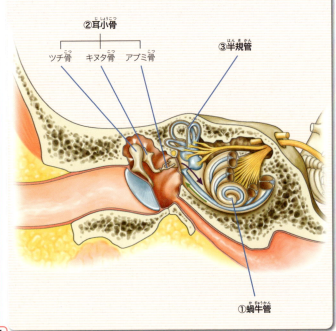

問題

5 感覚器に関する基本知識③

①味を感知する
　受容器の名称は何？

①舌の表面にありますね

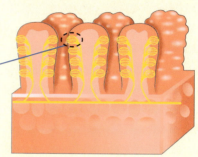

②痛覚を感知する
　受容器の名称は何？
③圧力や振動を感知する
　受容器の名称は何？

②痛覚
といえば？

③圧変化と
振動といえば？

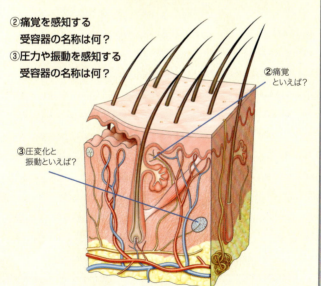

基本問題　感覚器系

5 感覚器に関する基本知識③

①**味蕾**：舌の表面に分布し、内部にある味細胞が味の化学成分を捉える。

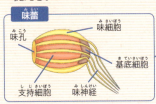
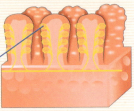

②**自由神経終末**：皮下に分布し、痛みや痒みを伝える。

③**ファータ・パチニ小体**：皮下に分布し、たまねぎ状の層構造をもつ感覚受容器。

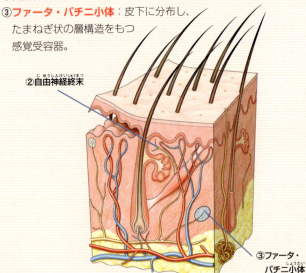

骨格系

問題

1 全身の主な骨の名称

引き出し線で示された骨の名称を答えよう。

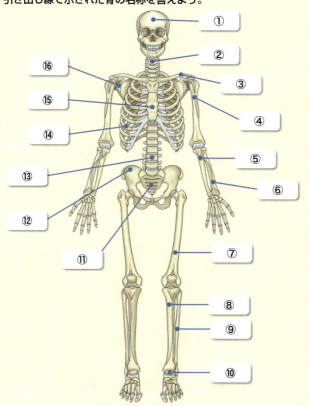

1 全身の主な骨の名称

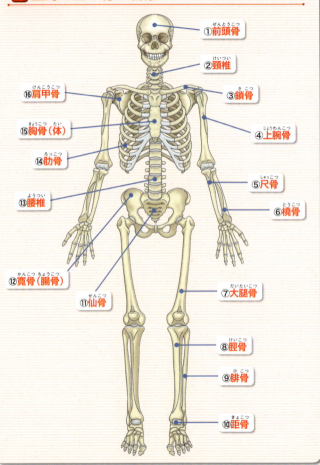

問題

2 骨格に関する基本知識①

①骨の基本的構成単位を何というか？
②骨質にあるカルシウムの沈着した層構造を何というか？
③髄腔内に存在する物質は何か？

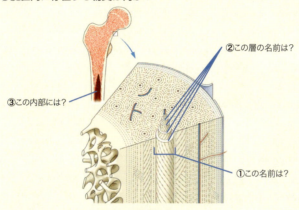

②この層の名前は？
③この内部には？
①この名前は？

④骨吸収に作用するホルモンは何か？
⑤新生児の頭蓋にみられる縫合の不完全な部位を何というか？

◆赤ちゃんの頭頂部

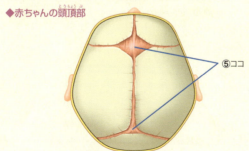

⑤ココ

2 骨格に関する基本知識①

①**オステオン**：ハバース管を中心に、同心円状に分布する骨基質の層板構造により構成される。

②**ハバース層板（骨層板）**：緻密質の主体をなす部分で、骨芽細胞と破骨細胞によるカルシウムの出納が行われる。

③**骨髄**：髄腔内に存在する軟部組織で、造血機能を担う。造血の状態により赤色骨髄と黄色骨髄に区分される。

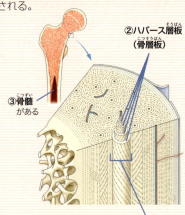

④**パラソルモン（上皮小体ホルモン）**：血中カルシウム濃度の低下により上皮小体から分泌される。破骨細胞に作用し、骨質のカルシウムを血中に溶出させる。

⑤**泉門**：泉門は新生児の縫合にみられる化骨が不完全な部分。大泉門、小泉門、側頭泉門などに区分される。

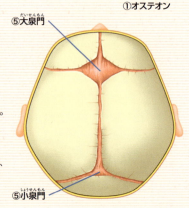

3 骨格に関する基本知識②

①各椎骨の椎孔が連続してできる
空間的立体構造を何というか？

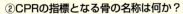

②CPRの指標となる骨の名称は何か？

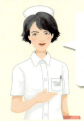

CPRとは、
CardioPulmonary
Resuscitation
心肺蘇生法ですね

③頸椎の数はいくつか？
④骨盤を構成する骨は何か？
⑤寛骨の岬角と恥骨後面を結ぶ線を何というか？

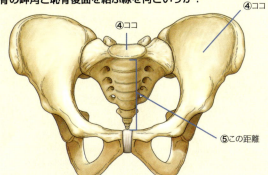

3 骨格に関する基本知識②

①**脊柱管**：各椎骨の椎孔が連なって構成されるトンネル構造で、内部に脊髄を納める。

②**胸骨**：胸郭の中央前面にある骨で、胸骨柄、胸骨体、剣状突起で構成される。胸骨体の下端は心臓の下端の高さとほぼ一致する。

③**7個**：哺乳類においては首の長さに関わらずその数は7個である。

④**寛骨と仙骨**：骨盤は左右の寛骨と仙骨によって構成される立体構造で、分界線を境に大骨盤と小骨盤に区分される。また、骨盤の形態は男女により性差がみられる。性差はきっちりおさえておこう。

⑤**真結合線**：骨盤計測の指標の1つ。日本人女性の平均は約12cm。9cm以下だと狭骨盤となり、帝王切開の対象となる。

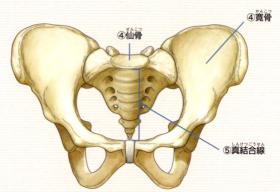

問題

4 関節・靱帯に関する基本知識①

①頭蓋骨間にみられる不動結合の名称を何という？

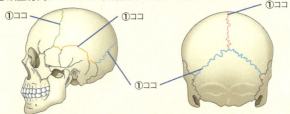

②球関節に属する具体的な関節の名称は何？
③車軸関節に属する具体的な関節の名称は何？

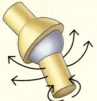
②球関節

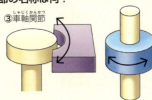
③車軸関節

④脊柱の椎骨間にある軟骨性の構造を何という？
⑤胸鎖関節などにあり、クッションとなる軟骨性構造の名称は何？

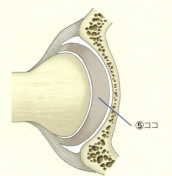

4 関節・靭帯に関する基本知識①

①**縫合**：不動関節の1つで、冠状縫合、矢状縫合、鱗状縫合、ラムダ縫合などがある。

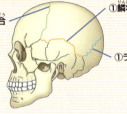
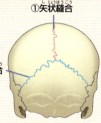

②**肩関節**：球関節は自由可動関節の中で最も運動性の大きな関節で、肩関節が代表例である。股関節も球関節に属するが、一般的に臼状関節と呼ぶ。

③**正中環軸関節、橈尺関節**：車軸関節は1軸性の回転運動を行う関節で、脊柱の正中環軸関節や上肢の橈尺関節がその例である。

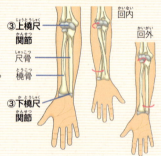

④**椎間板**：脊柱の椎体同士の間にある軟骨性の円板形構造である。

⑤**関節円板**：関節内にある軟骨性の円板構造。運動性の大きい顎関節、胸鎖関節、手首の関節に存在する。

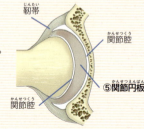

問題

5 関節・靱帯に関する基本知識②

①関節包内に存在する液体を何という?
②関節内の骨の表面をおおうものは何?

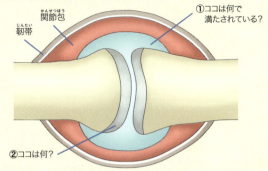

③膝関節内にあり運動のクッションとなる軟骨性の構造は何?
④膝関節内にあり関節を保定する太い靱帯は何?

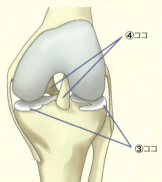

⑤軟骨の種類を列挙しよう。

5 関節・靭帯に関する基本知識②

①**滑液**：滑膜によって生成される粘調な液体で、関節の運動を円滑にする潤滑液である。

②**関節軟骨**：関節の隣接する骨表面には関節軟骨が存在し、運動による摩耗を軽減する。

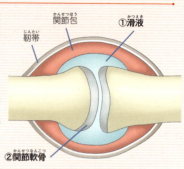

③**関節半月**：膝関節内にある三日月形の軟骨性構造で、外側半月と内側半月の2つが存在する。

④**十字靭帯**：膝関節内には前十字靭帯と後十字靭帯の2つの靭帯が存在し、膝関節の固定を行う。これは歩行にとってきわめて重要な構造である。

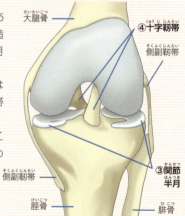

⑤**硝子軟骨、弾性軟骨、線維軟骨**：硝子軟骨の例は関節軟骨、弾性軟骨の例は耳介軟骨、線維軟骨の例は椎間板などである。

運動器系

問題

1 全身の主な筋の名称

引き出し線で示された筋の名称を答えよう。

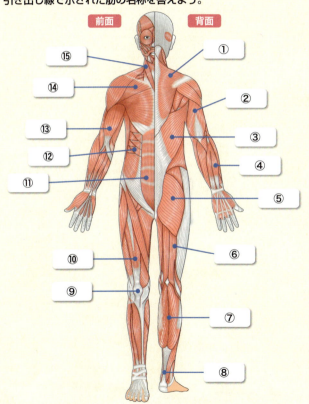

前面　背面

解答

1 全身の主な筋の名称

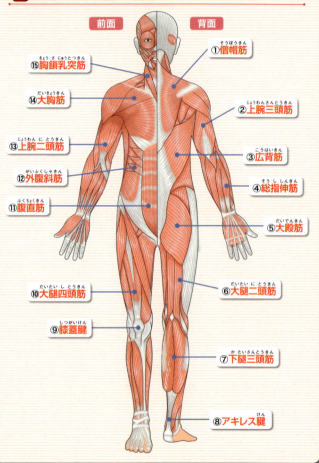

前面　背面

① 僧帽筋（そうぼうきん）
② 上腕三頭筋（じょうわんさんとうきん）
③ 広背筋（こうはいきん）
④ 総指伸筋（そうししんきん）
⑤ 大殿筋（だいでんきん）
⑥ 大腿二頭筋（だいたいにとうきん）
⑦ 下腿三頭筋（かたいさんとうきん）
⑧ アキレス腱（けん）
⑨ 膝蓋腱（しつがいけん）
⑩ 大腿四頭筋（だいたいしとうきん）
⑪ 腹直筋（ふくちょくきん）
⑫ 外腹斜筋（がいふくしゃきん）
⑬ 上腕二頭筋（じょうわんにとうきん）
⑭ 大胸筋（だいきょうきん）
⑮ 胸鎖乳突筋（きょうさにゅうとつきん）

問題

2 運動器に関する基本知識①

①骨格に分布し随意的に運動を行う筋の名称は何？
②内臓に分布し不随意的に運動を行う筋の名称は何？
③心臓に分布する筋の名称は何？

◆どれがどの筋タイプ？

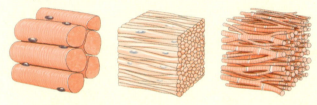

④筋線維を構成するタンパクの名称は何？

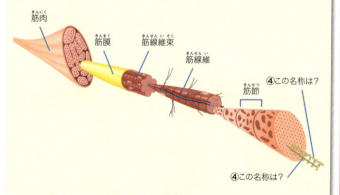

⑤筋小胞体内にあり筋収縮に関わる化学物質は何？

2 運動器に関する基本知識①

① **骨格筋**：体幹や四肢の骨格に分布する筋で、自分の意志で動かすことのできる随意筋である。

② **平滑筋**：血管壁や内臓壁に分布する筋で、自分の意志とは関係なく動く不随意筋である。

③ **心筋**：心臓に分布する不随意筋である。

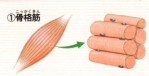
①骨格筋

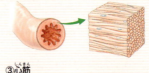
②平滑筋

④ **アクチン、ミオシン**：筋の収縮は、アクチンとミオシンの2種類のタンパクが架橋を形成しスライドすることで起こる。

③心筋

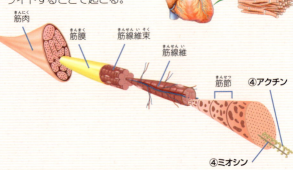

筋肉　筋膜　筋線維束　筋線維　筋節　④アクチン　④ミオシン

⑤ **カルシウムイオン**：運動命令の電気的刺激が筋小胞体に達するとカルシウムイオンが放出されて、アクチンとミオシンのスライドが起こる。

問題

3 運動器に関する基本知識②

①表情運動を行う筋の名称は何？
②咀嚼運動を行う筋の名称は何？

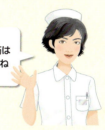

頭蓋骨に分布する筋は2つに大別されますね

③発声運動を行う筋の名称は何？
④嚥下運動を行う筋の名称は何？

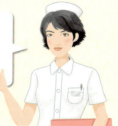

のどで行う「発声」と「嚥下」。使う筋肉はそれぞれ異なりますよ

⑤呼吸運動を行う筋の名称は何？

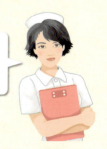

胸郭を膨らませたり縮めたりする筋肉とは？

3 運動器に関する基本知識②

①**表情筋**：頭蓋浅層に分布する筋で、表情運動を行う。（例：前頭筋、眼輪筋）

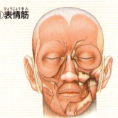
①表情筋

②**咀嚼筋**：下顎骨に付着する筋で下顎を引き上げ、咀嚼を行う。（例：側頭筋、咬筋、翼突筋）

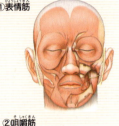
②咀嚼筋

③**喉頭筋**：喉頭に分布する小さな筋群で、声門の開閉に関わる。

④**咽頭筋**：咽頭には咽頭収縮筋と咽頭挙筋が存在し、これらが収縮すると嚥下が行われる。また、舌骨筋群や口蓋筋も嚥下運動に関わる。

⑤**肋間筋・横隔膜**：肋間筋と横隔膜は、ともに胸郭の拡大、縮小に作用し呼吸運動を行う。

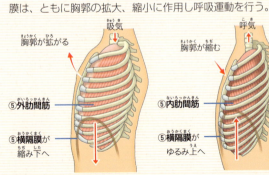

吸気　胸郭が拡がる
⑤外肋間筋
⑤横隔膜が縮み下へ

呼気　胸郭が縮む
⑤内肋間筋
⑤横隔膜がゆるみ上へ

カタカナ語は難しい？

　長年の看護学部での講義の中で気付いたことがあります。それはカタカナが苦手という学生さんが結構多くいるということです。

　理由の一つとして、漢字は表意文字であることが挙げられます。漢字の場合、漢字の種類によっては用語の意味がある程度類推できるのですが、カタカナ語は英語、独語、ラテン語からきたもので、文字からは意味が類推しにくいことがあります。

　しかし、カタカナ語でもそれぞれの用語には由来があります。例えば、「βcarotene」（ベータカロテン）は看護学や栄養学では覚えておく必要のある用語ですが、語源は「carrot」です。そう、人参からみつかった栄養素ということです。また、腎臓はラテン語で「ren」と言います。renin（レニン）は腎臓から分泌されるためこの名称となりました。さらに、adrenaline（アドレナリン）はad-（そばにある）という接頭語とren（腎臓）が合わさり副腎を意味しています。そう、副腎から分泌されるホルモンということです。ですから、日本人に厄介なものですが、英語圏の人には覚えやすいわけです。

解剖学の苦手克服 2nd STEP

ベースとなる知識を固めたら、
「応用問題」でその知識をぐっと深めよう

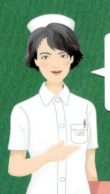

ここでは、
避けては通れない問題を厳選。
基本知識から、知識を少しずつ
掘り下げるとよいですよ

細胞・組織

1 細胞に関する応用問題

①核内に存在しないものはどれ？
ア：DNA　イ：mRNA　ウ：tRNA　エ：rRNA

②DNAにはみられないものはどれ？
ア：アデニン　イ：グアニン　ウ：チミン　エ：ウラシル

③DNAの特徴として誤っているものはどれ？
ア：二重らせん構造である　イ：核以外には存在しない
ウ：修復機構が存在する　　エ：複製が行われる

④次のうち人体に存在する染色体の数として正しいのはどれ？
ア：44本　イ：45本　ウ：46本　エ：47本

⑤次のうちATP産生を行う部位はどれ？
ア：核　イ：ミトコンドリア　ウ：小胞体　エ：ゴルジ体

⑥アミノ基が結合しているものはどれ？
ア：DNA　イ：mRNA　ウ：tRNA　エ：rRNA

⑦異物の消化や自己融解に関わるものはどれ？
ア：リソソーム　イ：リボソーム　ウ：中心体　エ：ゴルジ体

⑧細胞分裂時に機能するものはどれ？
ア：リソソーム　イ：リボソーム　ウ：中心体　エ：ゴルジ体

⑨タンパク合成に関わるものはどれ？
ア：リソソーム　イ：リボソーム　ウ：中心体　エ：ゴルジ体

⑩次のうち細胞膜の特徴として誤っているものはどれ？
ア：半透膜である　　　　　イ：タンパク質で構成される
ウ：チャネルが分布する　エ：分泌顆粒膜と融合する

1 細胞に関する応用問題の答え

① **ウ**：tRNAは細胞質に存在する。rRNAは核小体の構成要素である。

② **エ**：ウラシルはRNAにあるヌクレオシドである。

③ **イ**：DNAは核とミトコンドリアに存在する。

④ **ウ**：ヒトの染色体は44本の常染色体と2本の性染色体（男性：XY、女性XX）で構成される。

⑤ **イ**：細胞が活用するエネルギーのほとんどはミトコンドリアで産生されるATPが利用される。

⑥ **ウ**：tRNAは一端にアンチコドン（DNA三連子に対応する）、他端にアミノ酸が付着する。

⑦ **ア**：リソソームは水解小体ともいわれ、内部に細胞小器官などを分解する酵素が存在する。

⑧ **ウ**：中心体は分裂時に紡錘糸の付着する部分となる。

⑨ **イ**：細胞質のリボソーム上においてmRNAからtRNAに遺伝情報が翻訳されてタンパク質が形成される。

⑩ **イ**：細胞膜はリン脂質の二重膜で構成される。内部にチャンネルやポンプとなるタンパク質が散在する。細胞内で形成された分泌顆粒は細胞膜に融合して内部の成分が細胞外へ放出される。

2 組織に関する応用問題

①重層扁平上皮で構成されるものはどれ？
ア：食道粘膜　イ：胃粘膜　ウ：小腸粘膜　エ：大腸粘膜

②移行上皮で構成されるものはどれ？
ア：胃粘膜　イ：肺上皮　ウ：尿管上皮　エ：子宮粘膜

③線毛上皮で構成されるものはどれ？
ア：口腔上皮　イ：咽頭上皮　ウ：気管上皮　エ：血管内皮

④上皮組織の機能でないものはどれ？
ア：吸収作用　イ：分泌作用　ウ：感覚受容　エ：情報伝達

⑤密性結合組織はどれ？
ア：真皮　イ：アキレス腱　ウ：リンパ節　エ：軟骨

⑥構造脂肪はどれ？
ア：眼球脂肪体　イ：乳房脂肪　ウ：殿部脂肪層　エ：腸間膜脂肪

⑦褐色脂肪の存在する部位はどれ？
ア：乳房脂肪　イ：腎脂肪被膜　ウ：乳児皮下脂肪　エ：眼球脂肪体

⑧結合組織の基質に存在するものはどれ？
ア：アミノ酸　イ：クエン酸　ウ：葉酸　エ：ヒアルロン酸

2 組織に関する応用問題の答え

①**ア**：重層扁平上皮で構成されるものは表皮、口腔粘膜、咽頭粘膜、食道粘膜、膣粘膜などである。

②**ウ**：移行上皮は泌尿器系の腎盤上皮、尿管上皮、膀胱上皮に存在する。

③**ウ**：線毛上皮は可動性のある線毛をもつ上皮で、気管、気管支、卵管などの上皮に分布する。

④**エ**：上皮組織は感覚の受容は行うが、その情報は神経組織によって伝えられる。

⑤**イ**：密性結合組織は線維成分がタイトに集合したもので、硬膜や筋の腱などに存在する。

⑥**ア**：構造脂肪は余剰な脂肪が蓄積したものではなく、構造体を保護する必要があって存在するものである。眼球脂肪体、頬骨脂肪体、腎脂肪被膜などが構造脂肪である。

⑦**ウ**：褐色脂肪はエネルギーに変換されやすい脂肪で、成長のために大量のエネルギーを必要とする乳児にみられる。

⑧**エ**：結合組織の基質にはヒアルロン酸やコンドロイチン硫酸などが存在する。

血液系

1 血液に関する応用問題

①赤血球の増殖を促進するものはどれ？
ア：アドレナリン　イ：エリスロポエチン　ウ：ガストリン　エ：レニン

②肥満細胞から分泌されるものは何？
ア：ペプシン　イ：アセチルコリン　ウ：ヒスタミン　エ：セロトニン

③発熱因子を分泌するものはどれ？
ア：マクロファージ　イ：赤血球　ウ：形質細胞　エ：血小板

④血栓溶解に関わるものはどれ？
ア：ヒスタミン　イ：グロブリン　ウ：プラスミン　エ：トロンビン

⑤血液凝固に関わるものはどれ？
ア：ヒスタミン　イ：グロブリン　ウ：プラスミン　エ：トロンビン

⑥赤血球の産生に関わる因子はどれ？
ア：ビタミンA　イ：ビタミンB_{12}　ウ：ビタミンD　エ：ビタミンK

⑦アルブミンの減少により起こることは何？
ア：血圧上昇　イ：出血傾向　ウ：発熱　エ：浮腫

⑧骨髄移植で必要なものは何？
ア：ABO型およびHLA型ともに一致させる
イ：HLA型を一致させる　　ウ：ABO型を一致させる
エ：ABO型、HLA型ともに一致させる必要はない

⑨血液検査値において糖尿病の指標となるものはどれ？
ア：LDL値の上昇　　　　　イ：γ-GTP値の上昇
ウ：クレアチニン値の上昇　エ：HbA1c値の上昇

⑩赤血球が分解されてできる物質はどれ？
ア：ビリルビン　イ：ヘパリン　ウ：グロブリン　エ：アルブミン

1 血液に関する応用問題の答え

①イ：エリスロポエチンは腎臓から分泌されるホルモン様物質で、赤血球の産生を促す。

②ウ：ヒスタミンは異物の侵入に対応して肥満細胞から分泌され、毛細血管の透過度を高め、免疫担当細胞の集積を促す。

③ア：発熱因子は異物に対応するマクロファージなどから分泌され、視床下部に作用して体温上昇を促し、免疫力を高める。

④ウ：血管の損傷修復のために形成された血小板血栓は、放置すると血流の停滞をきたす。そのため、血管修復後はプラスミノゲンから活性化されたプラスミンにより融解される。

⑤エ：プロトロンビンは肝臓で合成される凝固因子で、Caイオンによりトロンビンとなり、フィブリノゲンをフィブリンに変換する。プロトロンビンの生合成にはビタミンKが不可欠である。

⑥イ：骨髄での赤血球産生にはビタミンB_{12}や葉酸が不可欠である。これらが不足すると巨赤芽球性貧血となる。

⑦エ：アルブミンの増減は膠質浸透圧に影響を与える。減少すると末梢毛細血管への組織液の再吸収が不全となり、浮腫を起こす。

⑧イ：骨髄移植ではHLA型が10種類以上一致することが条件となる。ABO型が合わなくても問題はない。

⑨エ：糖尿病は文字通り、恒常的に血糖値が高い値を示すが、血糖値は食事の摂取により日内変化を示すので空腹時には低い値を示す。HbA1c値は過去数カ月の血糖値を示す指標となる。

⑩ア：赤血球が破壊され遊離したHbは、鉄イオンと間接ビリルビンとなる。間接ビリルビンは肝臓へ送られ直接ビリルビンとなり、胆汁に含まれて十二指腸に排泄される。

皮膚系

1 皮膚に関する応用問題

①角質層に含まれるタンパク質はどれ？
　ア：ケラチン　イ：コラーゲン　ウ：フィブリン　エ：メラニン

②真皮に多く含まれる線維はどれ？
　ア：ケラチン　イ：コラーゲン　ウ：フィブリン　エ：メラニン

③紫外線刺激により分泌が増加するものはどれ？
　ア：ケラチン　イ：コラーゲン　ウ：フィブリン　エ：メラニン

④細菌や異質タンパクの侵入に対応して放出されるものはどれ？
　ア：ケラチン　イ：メラニン　ウ：ヒスタミン　エ：ヘパリン

⑤皮膚で合成されるビタミンはどれ？
　ア：ビタミンA　イ：ビタミンB_1　ウ：ビタミンC　エ：ビタミンD

⑥アポクリン腺が多く分布する部位はどれ？
　ア：手掌　イ：前額部　ウ：乳輪部　エ：足底部

⑦手掌に多く分布するものはどれ？
　ア：エクリン腺　イ：アポクリン腺　ウ：皮脂腺　エ：乳腺

⑧手に多く分布する触覚受容器はどれか？
　ア：パチニ小体　イ：自由神経終末　ウ：柵状神経　エ：マイスナー小体

⑨痛覚の受容器はどれ？
　ア：パチニ小体　イ：自由神経終末　ウ：柵状神経　エ：マイスナー小体

⑩皮膚での体温調節で正しくないものはどれ？
　ア：汗の気化による体温の放散
　イ：寒冷に対する皮下血流量の抑制　ウ：脂肪層による放熱効果
　エ：寒冷ストレスによる立毛筋の収縮

1 皮膚に関する応用問題の答え

①**ア**：基底層の幹細胞でつくられた細胞はケラチンを合成しながら上昇し、最終的に細胞全体がケラチンで充たされて角質層となる。この層は外傷などからの物理的障壁となり生体を防御する。

②**イ**：真皮は疎性結合組織であり、膠原線維（コラーゲン）、弾性線維などの線維成分、線維芽細胞、脂肪細胞、肥満細胞などの細胞成分、ヒアルロン酸、プロテオグリカンなどの基質成分で構成される。

③**エ**：表皮基底層にはメラニン細胞があり、紫外線刺激によりメラニン色素を合成・放出し、紫外線による幹細胞のDNA損傷を防ぐ。

④**ウ**：ヒスタミンはハチ毒などの異物の侵入に対抗して肥満細胞から分泌される化学物質。毛細血管の透過度を高め、免疫担当細胞の集合を促す。

⑤**エ**：ビタミンDは紫外線刺激により皮膚で合成され、腸でのカルシウム吸収に作用する。

⑥**ウ**：アポクリン腺は有機酸を含み、独特の臭気を発する汗を分泌する腺である。腋窩、乳輪部、外陰部などに多く分布する。

⑦**ア**：エクリン腺は全身に広く分布する汗腺で、とくに手掌、足底、前額部に多い。

⑧**エ**：マイスナー小体は手、特に指先に多く分布する触覚受容体である。

⑨**イ**：自由神経終末は皮膚に最も多く分布する感覚受容器であり、痛覚を感知する。

⑩**ウ**：皮下に分布する脂肪層は断熱層として機能し、外気温の低下により体温が奪われるのを防ぐ。

循環器系

1 心臓に関する応用問題

①心臓の重さとして最もふさわしいものはどれ？
ア：約150g　イ：約300g　ウ：約450g　エ：約600g

②壁の厚さが最も厚いものはどれ？
ア：右心房　イ：右心室　ウ：左心房　エ：左心室

③冠状静脈洞が開口する部位はどこ？
ア：右心房　イ：右心室　ウ：左心房　エ：左心室

④肺静脈が結合する部位はどれ？
ア：右心房　イ：右心室　ウ：左心房　エ：左心室

⑤静脈血の流れる血管はどれ？
ア：大動脈　イ：肺動脈　ウ：脳動脈　エ：頸動脈

⑥左房室間に存在する弁はどれ？
ア：僧帽弁　イ：三尖弁　ウ：大動脈弁　エ：肺動脈弁

⑦卵円窩が存在する部位はどれ？
ア：左房室間　イ：右房室間　ウ：左右心房間　エ：左右心室間

⑧心電図において心房の興奮を示すものはどれ？
ア：P波　イ：QRS波　ウ：T波　エ：U波

⑨心音でⅠ音が示すものはどれ？
ア：心房の収縮　イ：心室の収縮
ウ：心房の拡張　エ：心室の拡張

⑩刺激伝導系において最初に興奮する部位はどれ？
ア：洞房結節　イ：房室結節　ウ：ヒス束　エ：プルキンエ線維

1 心臓に関する応用問題の答え

①**イ**：平均的な心臓の重量は、<mark>男性約300g、女性約250g</mark>である。
②**エ**：<mark>左心室の心筋層の厚さは右心室の約2倍</mark>である。
③**ア**：<mark>右心房</mark>には上大静脈、下大静脈、冠状静脈洞が開口する。
④**ウ**：<mark>左心房</mark>には肺からの動脈血を運ぶ肺静脈が結合する。
⑤**イ**：<mark>肺動脈</mark>は右心室から肺へ静脈血を送るための血管である。
⑥**ア**：房室間に存在する弁は尖弁（房室弁）と呼ばれ、左は<mark>僧帽弁（二尖弁）</mark>、右は三尖弁である。
⑦**ウ**：卵円窩は胎児期の卵円孔が出生後に閉鎖したもので、<mark>左右の心房間に存在</mark>する。
⑧**ア**：心電図において<mark>P波は心房の興奮</mark>、QRS波は心室の興奮、T波は心室の興奮からの回復を示す。
⑨**イ**：心音のⅠ音は<mark>心室の収縮</mark>を、Ⅱ音は心室の拡張を表す。
⑩**ア**：<mark>洞房結節</mark>は右心房壁にある特殊な神経細胞を含む構造で、心拍の最初の興奮を起こす。興奮は

洞房結節 → 房室結節 → ヒス束 → プルキンエ線維

の順で伝導される。

2 動脈に関する応用問題

①冠状動脈を分岐するものはどれ？
ア：上行大動脈　イ：大動脈弓　ウ：胸大動脈　エ：腹大動脈

②無対の動脈はどれ？
ア：総頸動脈　イ：鎖骨下動脈　ウ：腹腔動脈　エ：総腸骨動脈

③大動脈からの直接の枝はどれ？
ア：胃動脈　イ：肝動脈　ウ：肺動脈　エ：腎動脈

④椎骨動脈を分岐する動脈はどれ？
ア：総頸動脈　イ：内頸動脈　ウ：外頸動脈　エ：鎖骨下動脈

⑤圧受容器が存在する動脈はどれ？
ア：頸動脈　イ：冠状動脈　ウ：上腕動脈　エ：鎖骨下動脈

⑥腹大動脈から直接分岐するものはどれ？
ア：卵巣動脈　イ：子宮動脈　ウ：膀胱動脈　エ：直腸動脈

⑦次のうち大脳基底核周囲に枝をだす動脈はどれ？
ア：前大脳動脈　イ：中大脳動脈　ウ：後大脳動脈　エ：脳底動脈

⑧胸大動脈の枝でないものはどれ？
ア：肋間動脈　イ：内胸動脈　ウ：気管支動脈　エ：食道動脈

⑨外頸動脈の枝でないものはどれ？
ア：眼動脈　イ：顎動脈　ウ：舌動脈　エ：顔面動脈

⑩体表から脈を触知できるものはどれ？
ア：前脛骨動脈　イ：外腸骨動脈　ウ：足背動脈　エ：足底動脈

2 動脈に関する応用問題の答え

①**ア**：冠状動脈は上行大動脈の基部から分岐する。
②**ウ**：腹腔動脈は腹大動脈から出る無対の動脈で、すぐに総肝動脈、左胃動脈、脾動脈に分岐する。
③**エ**：腎動脈は腹大動脈から出る直接の枝である。
④**エ**：椎骨動脈は、鎖骨下動脈から分岐して頸椎の横突孔内を通り、頭蓋内に向かう。
⑤**ア**：圧受容器は大動脈弓と頸動脈洞に存在する。
⑥**ア**：すべて骨盤臓器へ分布する動脈であるが、卵巣動脈は腹大動脈から分岐し、その他は内腸骨動脈などから分岐する(直腸動脈は上、中、下と区分され、それぞれ分岐する枝は異なる)。
⑦**イ**：大脳基底核付近に分布する動脈はレンズ核線条体動脈といい、中大脳動脈の枝である。
⑧**イ**：内胸動脈は鎖骨下動脈から分岐して前胸壁後面を下行する。
⑨**ア**：眼動脈は内頸動脈から分岐する。
⑩**ウ**：体表から脈を触知できる動脈は総頸動脈、上腕動脈、橈骨動脈、浅側頭動脈、大腿動脈、膝窩動脈、後脛骨動脈、足背動脈などである。

3 静脈・リンパ系に関する応用問題

①門脈圧の亢進により血流量が増大しないものはどれ？
ア：食道静脈　イ：胃静脈　ウ：肝静脈　エ：下腹壁静脈

②皮下の浅層を走行しないものはどれ？
ア：橈側皮静脈　イ：胸腹壁静脈　ウ：大伏在静脈　エ：奇静脈

③正しいものはどれ？
ア：内頸静脈は総頸静脈に合流する
イ：腕頭静脈は左右1対存在する
ウ：上腸間膜静脈は下大静脈に合流する
エ：小伏在静脈は体幹に存在する

④門脈に還流しないものはどれ？
ア：胃静脈　イ：腸間膜静脈　ウ：脾静脈　エ：腎静脈

⑤奇静脈系に合流するものはどれ？
ア：肺静脈　イ：鎖骨下静脈　ウ：肋間静脈　エ：外頸静脈

⑥硬膜静脈洞が流入する血管はどれ？
ア：内頸静脈　イ：外頸静脈　ウ：鎖骨下静脈　エ：腕頭静脈

⑦毛細血管の機能でないものはどれ？
ア：ガス交換　イ：血液の産生　ウ：栄養供給　エ：老廃物回収

⑧パイエル板の存在する部位はどれ？
ア：心臓　イ：小腸　ウ：腎臓　エ：肺

⑨正しいものはどれ？
ア：乳糜槽は小腸からのリンパ液を集める
イ：右リンパ本幹は下半身のリンパ液を集める
ウ：胸管は上大静脈に注ぐ
エ：リンパ球は脾臓で産生される

3 静脈・リンパ系に関する応用問題の答え

①**ウ**：肝硬変となり門脈圧が亢進すると、門脈へ流入する消化管の静脈へ逆流するため血流量が増大して静脈圧は上昇する。ただし、肝静脈は肝臓から出る血管なので血流量は減少する。
②**エ**：奇静脈は内胸壁に分布する肋間静脈からの静脈血を集めて上大静脈に還流する静脈である。
③**イ**：腕頭動脈は大動脈弓から出る無対の血管であるが、腕頭静脈は左右1対存在し上大静脈に注ぐ。
④**エ**：腎静脈は下大静脈に還流する。
⑤**ウ**：奇静脈系は肋間静脈からの血液を受け胸椎に沿って上行し、上大静脈に注ぐ静脈である。
⑥**ア**：硬膜静脈洞は脳静脈からの血液を環流し、内頸静脈に注ぐ。
⑦**イ**：毛細血管では、周囲の組織との間で酸素と二酸化炭素の交換、栄養の供給、血漿の再吸収に伴う老廃物の回収が行われる。
⑧**イ**：パイエル板は集合リンパ小節ともいわれ、回腸の粘膜下に存在する。
⑨**ア**：乳糜層は小腸からの脂肪に富むリンパ液を集めるので白くみえる。

呼吸器系

1 気道に関する応用問題

①上顎洞が開口する部位はどれ？
ア：上鼻道　イ：中鼻道　ウ：下鼻道　エ：咽頭

②鼻涙管が開口する部位はどれ？
ア：上鼻道　イ：中鼻道　ウ：下鼻道　エ：咽頭

③耳管が開口する部位はどれ？
ア：上鼻道　イ：中鼻道　ウ：下鼻道　エ：咽頭

④嗅上皮が分布する部位はどれ？
ア：上鼻道　イ：中鼻道　ウ：下鼻道　エ：咽頭

⑤嚥下時に軟口蓋によって塞がれるものはどれ？
ア：外鼻孔　イ：後鼻孔　ウ：喉頭口　エ：食道

⑥喉頭隆起をもつ軟骨はどれ？
ア：甲状軟骨　イ：輪状軟骨　ウ：披裂軟骨　エ：喉頭蓋軟骨

⑦気管分岐部の高さとしてふさわしいものはどれ？
ア：第7頸椎　イ：第2胸椎　ウ：第5胸椎　エ：第8胸椎

⑧気管支にないものはどれ？
ア：線毛　イ：軟骨　ウ：気管支腺　エ：横紋筋

⑨正しいものはどれ？
ア：気管支は右側が細くて長い
イ：呼吸細気管支では軟骨が消失する
ウ：区域気管支は左右とも9本である
エ：線毛は気管にのみ存在する。

1 気道に関する応用問題の答え

①**イ**：前頭洞と上顎洞は中鼻道にある半月裂孔に開口する。蝶形骨洞は上鼻道に開口する。
②**ウ**：鼻涙管は涙丘と下鼻道を結ぶ管状構造で、涙の排出を行う。
③**エ**：耳管は中耳と咽頭を結ぶ管状構造で、中耳の圧力調節を行う。
④**ア**：嗅上皮は上鼻道の上端に存在する嗅覚受容器である。
⑤**イ**：嚥下時には食物を円滑に運搬するために一時的に気道が塞がれる。後鼻孔は軟口蓋が、喉頭口は喉頭蓋軟骨がふたをする。
⑥**ア**：甲状軟骨は喉頭の軟骨で最も大きく前部に突出している。
⑦**ウ**：気管が気管支に分岐する高さは第4〜5胸椎の高さである。
⑧**エ**：気管支には線毛上皮、気管軟骨、気管支腺は存在するが、横紋筋は存在しない。
⑨**イ**：気管支には軟骨、線毛、気管支腺が存在するが、細気管支に入るとこれらは消失して徐々にガス交換が可能となる。区域気管支は右10本、左9ないし10本である。

2 肺・胸膜に関する応用問題

①肺の記述として正しいものはどれ?
ア:右肺は2葉である　イ:左肺には心圧痕がある
ウ:下葉の呼吸音は前胸壁下部で聴取できる
エ:左右の肺の容量はほぼ同じである

②肺門を通らないものはどれ?
ア:肺動脈　イ:肺静脈　ウ:気管支動脈　エ:肋間動脈

③肺の栄養血管はどれ?
ア:肺動脈　イ:鎖骨下動脈　ウ:肋間動脈　エ:気管支動脈

④ガス交換を行うものはどれ?
ア:大肺胞細胞　イ:小肺胞細胞　ウ:塵埃細胞　エ:線毛細胞

⑤界面活性剤を分泌するものはどれ?
ア:大肺胞細胞　イ:小肺胞細胞　ウ:塵埃細胞　エ:線毛細胞

⑥縦隔内臓器でないものはどれ?
ア:肺　イ:心臓　ウ:食道　エ:胸腺

⑦胸膜腔の記述として正しいものはどれ?
ア:平滑筋が分布する　イ:気圧より陽圧である
ウ:内部は気密状態である　エ:心膜腔と連絡する

⑧外肋間筋の収縮作用によって起こるものはどれ?
ア:呼気となる　イ:呼気、吸気ともに起こる
ウ:吸気となる　エ:気管支が収縮する

⑨1回換気量として正しいものはどれ?
ア:250mℓ　イ:500mℓ　ウ:750mℓ　エ:1000mℓ

⑩成人男子の肺活量として正しいものはどれ?
ア:0.5ℓ　イ:1.5ℓ　ウ:2.5ℓ　エ:3.5ℓ

2 肺・胸膜に関する応用問題の答え

① **イ**：左肺は心臓に接する部分がやや窪んでおり、心圧痕と呼ばれる。

② **エ**：肺門は肺へ進入するものが通る部分であり、肺動脈、肺静脈、気管支、気管支動脈、気管支静脈、神経、リンパ管などがみられる。

③ **エ**：肺の内部は気管支が無数に分岐しており、この気管支に酸素と栄養を供給する気管支動脈が栄養動脈となる。肺動脈は肺へ静脈血を送る機能動脈である。

④ **イ**：小肺胞細胞はⅠ型肺胞細胞ともいわれ、酸素と二酸化炭素の交換（ガス交換）を行う。

⑤ **ア**：大肺胞細胞は界面活性剤を分泌して肺胞が膨らんだ状態を保持する。

⑥ **ア**：縦隔は左右の肺の内側面によって構成される胸部中央の空間的構造であり、その内側に存在する臓器を縦隔内臓器という。

⑦ **ウ**：胸膜腔は壁側胸膜（肋膜）と臓側胸膜（肺胸膜）に囲まれた密閉空間である。

⑧ **ウ**：外肋間筋が収縮すると胸郭が拡大し、胸膜腔内が陰圧となるため肺に空気が流入（吸気）する。

⑨ **イ**：1回の呼吸で肺に出入りする空気は約500mℓである。

⑩ **エ**：肺活量は1回換気量＋予備吸気量＋予備呼気量である。1回換気量は約0.5ℓ、予備吸気量は約1.5ℓ、予備呼気量は約1.5ℓであり計約3.5ℓとなる。

消化器系

1 消化器全般に関する応用問題

①胃の出口部分の名称はどれ？
ア：噴門　イ：幽門　ウ：肛門　エ：肝門

②胃から分泌される消化管ホルモンはどれ？
ア：セクレチン　イ：マルターゼ　ウ：レンニン　エ：ガストリン

③大腸の腸内細菌により産生されるものはどれ？
ア：ビタミンA　イ：ビタミンC　ウ：ビタミンD　エ：ビタミンK

④ブルンナー腺の存在する部位はどれ？
ア：食道　イ：胃　ウ：小腸　エ：大腸

⑤セクレチンにより促進されるものはどれ？
ア：膵液の分泌　イ：胆汁の分泌　ウ：胃液の分泌　エ：唾液の分泌

⑥クッパー細胞の存在する部位はどれ？
ア：胃　イ：十二指腸　ウ：膵臓　エ：肝臓

⑦オッディ括約筋の存在する部位はどれ？
ア：噴門部　イ：幽門部　ウ：胆膵管膨大部　エ：回盲部

⑧小腸の記述として正しいものはどれ？
ア：ファータ乳頭は十二指腸球部に開口する
イ：空腸は後腹膜臓器である
ウ：十二指腸の粘膜下にはパイエル板が存在する
エ：小腸筋層にはアウエルバッハ神経叢が分布する

⑨大腸の記述として正しいものはどれ？
ア：粘膜には輪状ヒダが分布する
イ：表面にヒモ構造が存在する　　ウ：大腸はすべて後腹膜器官である
エ：ダグラス窩は直腸後部に存在する

1 消化器全般に関する応用問題の答え

①**イ**：胃の入口は噴門、出口は幽門という。幽門部には括約筋が存在し、幽門弁を形成しており、胃の内容物を徐々に十二指腸へ送る。

②**エ**：ガストリンは幽門にあるG細胞から分泌され、胃液の分泌を促し、消化を促進させる。

③**エ**：ビタミンKは腸内細菌により形成され、肝臓でのプロトロンビンの生合成に作用する。

④**ウ**：ブルンナー腺は十二指腸腺ともいわれ、腸液の産生にかかわる。

⑤**ア**：セクレチンは小腸で生成される消化管ホルモンで、膵液、とくに炭酸水素イオンの分泌を促進する。

⑥**エ**：クッパー細胞はマクロファージに由来し、肝臓の類洞壁に存在する細胞。栄養とともに吸収された重金属などの異物を取り込む。

⑦**ウ**：オッディ括約筋はファータ乳頭基部の胆膵管膨大部にある括約筋で、胆汁と膵液の分泌量を制御する。

⑧**エ**：アウエルバッハ神経叢は小腸粘膜下の筋層内に存在し、小腸運動を制御する。

⑨**イ**：大腸の表面には縦走筋に由来する3本の結腸ヒモ（間膜ヒモ、大網ヒモ、自由ヒモ）が存在する。

2 栄養に関する応用問題

①ビタミンAが不足すると起こる疾患はどれ？
ア：壊血病　イ：夜盲症　ウ：くる病　エ：脚気

②ビタミンB₁が不足すると起こる疾患はどれ？
ア：夜盲症　イ：貧血　ウ：くる病　エ：脚気

③ビタミンB₂が不足すると起こる疾患はどれ？
ア：壊血病　イ：口角炎　ウ：溶血　エ：貧血

④ビタミンB₁₂が不足すると起こる疾患はどれ？
ア：ペラグラ神経炎　イ：溶血　ウ：脚気　エ：貧血

⑤ビタミンCが不足すると起こる疾患はどれ？
ア：壊血病　イ：夜盲症　ウ：くる病　エ：神経炎

⑥ビタミンDが不足すると起こる疾患はどれ？
ア：壊血病　イ：皮膚炎　ウ：くる病　エ：凝血不全

⑦ビタミンKが不足すると起こる疾患はどれ？
ア：骨軟化　イ：皮膚炎　ウ：貧血　エ：凝血不全

⑧葉酸が不足すると起こる疾患はどれ？
ア：ペラグラ神経炎　イ：溶血　ウ：脚気　エ：貧血

⑨ナイアシンが不足すると起こる疾患はどれ？
ア：壊血病　イ：ペラグラ神経炎　ウ：溶血　エ：貧血

⑩ビオチンが不足すると起こる疾患はどれ？
ア：皮膚炎　イ：貧血　ウ：高血圧　エ：骨軟化

2 栄養に関する応用問題の答え

①**イ**：ビタミンA（レチナール）は視細胞に存在するロドプシンの原材料である。ロドプシンは光を感知する物質であり、不足すると光への感受性が低下する。

②**エ**：ビタミンB_1（チアミン）はエネルギー合成に不可欠な補酵素であり、不足すると乳酸やピルビン酸が蓄積することによる心不全や末梢神経障害を起こす。これを脚気という。

③**イ**：ビタミンB_2はエネルギー合成において呼吸鎖の水素伝達系に働く補酵素の原料である。これが不足すると口角炎、皮膚炎、粘膜炎などを起こす。

④**エ**：ビタミンB_{12}（コバラミン）はDNAの生合成に不可欠な物質で、不足すると赤血球産生が障害され巨赤芽球性貧血を生じる。

⑤**ア**：ビタミンC（アスコルビン酸）はコラーゲン合成に関与し、欠乏すると血管が脆くなり壊血病となる。

⑥**ウ**：ビタミンDはUV刺激により皮膚で合成されるビタミンで、腸でのカルシウム吸収を助ける。不足すると小児ではくる病、成人では骨軟化症を起こす。

⑦**エ**：ビタミンKは腸内細菌によって作られるビタミンで、肝臓でのプロトロンビン、第Ⅶ凝固因子、第Ⅸ凝固因子、第Ⅹ凝固因子の生合成に作用する。不足すると血液凝固が阻害される。

⑧**エ**：葉酸は腸内細菌によって生成される物質。DNAの生合成に不可欠であり、不足するとビタミンB_{12}同様に貧血を起こす。

⑨**イ**：ナイアシンはニコチン酸とも呼ばれる。電子伝達系の補酵素であり、不足するとペラグラ神経炎を起こす。

⑩**ア**：ビオチン欠乏症は、稀であるが、腸内フローラの悪化によって皮膚炎が起こることがある。

泌尿器系

1 腎臓に関する応用問題

①腎臓の記述として誤っているものはどれ？
ア：後腹膜器官である　　　イ：左側がやや高い
ウ：皮質と髄質に区分される　エ：空豆大の大きさである

②集合管の開口する部位はどれ？
ア：腎乳頭　イ：腎盤　ウ：腎門　エ：尿管

③次のうち血液から濾過された原尿を受ける構造はどれ？
ア：糸球体　イ：ボウマン嚢　ウ：尿細管　エ：集合管

④次のうち血管で構成される構造はどれ？
ア：糸球体　イ：ボウマン嚢　ウ：尿細管　エ：集合管

⑤糸球体傍装置から分泌されるものはどれ？
ア：レニン　イ：ADH　ウ：アルドステロン　エ：コルチゾル

⑥糸球体からボウマン嚢へ濾過されないものはどれ？
ア：アミノ酸　イ：アルブミン　ウ：尿素　エ：クレアチニン

⑦バソプレシンが作用する部位はどれ？
ア：糸球体　イ：ボウマン嚢　ウ：近位尿細管　エ：集合管

⑧ネフロンにみられるものはどれ？
ア：クッパー細胞　　　イ：プルキンエ細胞
ウ：メサンギウム細胞　エ：ランゲルハンス細胞

⑨尿細管で再吸収されないものはどれ？
ア：ナトリウム　イ：カリウム　ウ：水分　エ：水素イオン

1 腎臓に関する応用問題の答え

①エ：腎臓は長径約12cm、短径約5cmの楕円形の器官で、形が空豆に似ている。

②ア：腎乳頭は腎錐体の先端部で集合管の開口する部位であり、腎杯に尿を滴下する。

③イ：原尿は糸球体を通る血液の液体成分がボウマン嚢に濾過されたものである。

④ア：糸球体は輸入細動脈と輸出細動脈の間にある毛細血管様の構造である。

⑤ア：糸球体傍装置は糸球体と遠位尿細管とが近接する部位にある構造で、糸球体濾過圧の低下を感知して、レニンを分泌する。

⑥イ：アルブミンは血漿タンパクであり分子量が大きいため、正常では腎小体において濾過されない。

⑦エ：バソプレシンは抗利尿ホルモンともいわれ、ネフロンの集合管に作用して水分の再吸収を行う。

⑧ウ：メサンギウム細胞は糸球体壁にある細胞である。

⑨エ：水素イオンは尿細管各部において分泌されるが、再吸収はされない。

2 尿路および尿に関する応用問題

①尿管の長さとしてふさわしいものはどれ？
ア：5cm　イ：25cm　ウ：45cm　エ：65cm

②尿管の特徴として誤っているものはどれ？
ア：律動運動を行う　イ：内皮は移行上皮で構成される
ウ：3か所の生理的狭窄部がある
エ：必要成分の再吸収を行う

③膀胱の記述として誤っているものはどれ？
ア：2つの尿管口がある　イ：内括約筋は体性神経支配である
ウ：恥骨の後部にある　　エ：排尿筋は平滑筋である。

④空虚時の膀胱容量としてふさわしいものはどれ？
ア：150ml　イ：350ml　ウ：550ml　エ：750ml

⑤次のうちエリスロポエチンの機能はどれ？
ア：血圧の上昇　イ：抗利尿作用
ウ：赤血球増生　エ：糸球体濾過率の上昇

⑥次のうち女性尿道の長さとしてふさわしいものはどれ？
ア：約4cm　イ：約14cm　ウ：約24cm　エ：約34cm

⑦1日の尿量として最も近いものはどれ？
ア：約300ml　イ：約700ml　ウ：約1500ml　エ：約3000ml

⑧1日の尿量が100ml以下、が示すものはどれ？
ア：無尿　イ：乏尿　ウ：多尿　エ：尿閉

⑨尿に含まれる成分でないものはどれ？
ア：ミオグロビン　イ：クレアチニン　ウ：ウロビリン　エ：尿酸

⑩腎機能を調べる指標となるものはどれ？
ア：ミオグロビン　イ：クレアチニン　ウ：ウロビリン　エ：尿酸

2 尿路および尿に関する応用問題の答え

①**イ**：尿管は腎盤と膀胱を連絡する管状の器官で、その長さは25〜30cmである。
②**エ**：尿管は膀胱へ自律的に尿を運ぶ器官であり、再吸収機能は持っていない。
③**イ**：内括約筋（膀胱括約筋）は自律神経支配である。
④**イ**：膀胱の内容量は約350mℓで、移行上皮が伸張すると約800mℓまで拡大する。
⑤**ウ**：エリスロポエチンはネフロンから分泌されるホルモン様物質で、骨髄に作用して赤血球の増生を促す。
⑥**ア**：女性尿道は膀胱から出て膣前庭に開口するため、その長さは短く3〜4cmである。
⑦**ウ**：糸球体濾過量（GFR）は100〜120mℓ/分であり、1日の原尿の量は150〜200ℓとなる。その約1％が尿として体外に排泄されるので、約1500〜2000mℓとなる。
⑧**ア**：乏尿とは1日の尿量が100〜500mℓの状態を指し、多尿は3000mℓ以上の状態を示す。尿閉とは尿が全くでない状態を指す。
　※乏尿の量は教科書によって差異があり、100〜400mℓとするものもある。
⑨**ア**：ミオグロビンは筋中に含まれる色素で、ヘモグロビン同様に酸素を運搬する物質であるため正常では尿に含まれない。ただし、筋が挫滅すると血中に遊離しミオグロビン尿となる。
⑩**イ**：クレアチニンは筋組織がクレアチンリン酸を原料としてエネルギーを産生したときにできる代謝産物で、尿でのみ排泄される。したがって、腎機能が低下すると排泄量が減少し、血中クレアチニン濃度が上昇する。

生殖器系

1 生殖器系全般に関する応用問題

①エストロゲンを産生するものはどれ？
ア：卵子　イ：卵胞　ウ：黄体　エ：子宮

②プロゲステロンを産生するものはどれ？
ア：卵子　イ：卵胞　ウ：黄体　エ：子宮

③受精が行われる部位はどれ？
ア：卵管采　イ：卵管膨大部　ウ：子宮体部　エ：子宮頸部

④着床が行われる部位はどれ？
ア：卵管采　イ：卵管膨大部　ウ：子宮体部　エ：子宮頸部

⑤エストロゲンの作用でないものはどれ？
ア：卵胞の発育　イ：子宮粘膜の増殖
ウ：乳汁の産生　エ：二次性徴の発現

⑥プロゲステロンの作用はどれ？
ア：子宮腺の分泌促進　イ：子宮粘膜の増殖　ウ：排卵　エ：月経の誘発

⑦子宮の形状として正しいものはどれ？
ア：前傾前屈　イ：前傾後屈　ウ：後傾前屈　エ：後傾後屈

⑧ダグラス窩の位置として正しいものはどれ？
ア：恥骨後部　イ：膀胱と子宮の間
ウ：子宮と直腸の間　エ：直腸の後部

⑨精索内に存在するものはどれ？
ア：精管　イ：精巣上体　ウ：精細管　エ：射精管

⑩前立腺の記述として誤っているものはどれ？
ア：膀胱と直腸の間にある　イ：精液を産生する
ウ：内部に尿道がある　　　エ：射精管が存在する

1 生殖器系全般に関する応用問題の答え

①**イ**：エストロゲンは卵胞を構成する卵胞上皮から分泌され、卵胞の発育、子宮粘膜の増殖、Gn-RHの分泌誘発に作用する。思春期における女性の二次性徴にも関わる。

②**ウ**：プロゲステロンは排卵後に形成される黄体から分泌され、子宮腺の分泌亢進、子宮粘膜の維持、排卵の抑制に作用する。

③**イ**：排卵された卵子は卵管采で受け取られ、卵管膨大部に12〜24時間停留する。ここに精子が到達すると受精が起こる。

④**ウ**：受精した卵は卵割を繰り返して卵管内を移動し、5〜6日後に胚盤胞となり、子宮へ到達し子宮体部の粘膜に着床する。

⑤**ウ**：乳汁の産生は下垂体から分泌されるプロラクチンの作用である。

⑥**ア**：プロゲステロンは排卵後の黄体から分泌され、子宮腺の分泌を促進して子宮粘膜の維持に作用する。

⑦**ア**：子宮は基本的に前傾前屈の位置をとる。

⑧**ウ**：ダグラス窩は直腸子宮窩のことで、腹腔で最も低位となる部分である。

⑨**ア**：精索は鼠径管を通り、陰嚢内にある精巣と体内にある精嚢を連絡する。精管や血管、神経が通る。

⑩**ア**：前立腺は膀胱の直下にある実質性の器官であり、精液を産生する。中央を尿道が貫き、途中に射精管が開口する。

2 発生に関する応用問題

①受精後の卵の核から放出されるものはどれ？

ア：雄性前核　イ：雌性前核　ウ：性染色体　エ：極体

②外胚葉に由来する器官系はどれ？

ア：循環器系　イ：消化器系　ウ：泌尿器系　エ：神経系

③内胚葉に由来する器官系はどれ？

ア：循環器系　イ：消化器系　ウ：骨格系　エ：神経系

④染色体が44+XXYである疾患はどれ？

ア：ダウン症　イ：ターナー症　ウ：クラインフェルター症　エ：血友病

⑤第21染色体が1本多い疾患はどれ？

ア：ダウン症　イ：ターナー症　ウ：クラインフェルター症　エ：血友病

⑥X染色体に原因がある疾患はどれ？

ア：ダウン症　イ：ターナー症　ウ：クラインフェルター症　エ：血友病

⑦常染色体の異常に由来する疾患はどれ？

ア：色覚異常　イ：猫なき症候群
ウ：魚鱗癬　エ：デュシェンヌ型筋ジストロフィー

⑧催奇形因子はどれ？

ア：風疹ウイルス　イ：大腸菌　ウ：ミュータンス菌　エ：カンジタ

⑨胎盤を通過し胎児に伝えられるものはどれ？

ア：IgM　イ：IgG　ウ：IgA　エ：IgE

⑩母乳に含まれるものはどれ？

ア：IgM　イ：IgG　ウ：IgA　エ：IgE

2 発生に関する応用問題の答え

①**エ**：卵子は還元分裂の中期で止まっており、受精してから分裂が完了する。このため分裂完了によって生じた一方の染色体は極体として放出される。

②**エ**：外胚葉からできる器官系としては神経系、眼球、表皮などがある。

③**イ**：内胚葉に由来する器官系としては消化器系、呼吸器系、泌尿器系の一部が存在する。

④**ウ**：クラインフェルター症の44+XXYは性染色体の不分離によって起こる疾患で、本来は男性であるが外性器の発達が未熟で半陰陽といわれる。44+XOはターナー症、44+XXXはトリプルXという。

⑤**ア**：21トリソミーはダウン症となる。

⑥**エ**：X染色体上の長腕にある遺伝子の異常は、相同部位をもたない男性に多く発症するため伴性遺伝といわれる。例として、X染色体上にある血液凝固因子の異常によって発症する血友病が挙げられる。

⑦**イ**：猫なき症候群以外は、X染色体上にある遺伝子の異常によって起こる疾患である。

⑧**ア**：風疹ウイルスやサイトメガロウイルスは胎盤を通過するため、妊娠時に罹患すると胎児に奇形が発生することがある。

⑨**イ**：IgGは抗体の中で最も多く存在し、胎盤を通過し胎児に伝えられる。

⑩**ウ**：IgAは粘膜表面の防御に関わる抗体で、母乳にも含まれ新生児の当初の免疫に作用する。

神経系

1 脳の内部構造に関する応用問題

①被殻の存在する部位はどこ？
　ア：大脳　イ：間脳　ウ：中脳　エ：小脳

②赤核の存在する部位はどこ？
　ア：大脳　イ：間脳　ウ：中脳　エ：小脳

③視床の存在する部位はどこ？
　ア：大脳　イ：間脳　ウ：中脳　エ：小脳

④海馬の存在する部位はどこ？
　ア：大脳　イ：間脳　ウ：中脳　エ：小脳

⑤プルキンエ細胞の存在する部位はどこ？
　ア：大脳　イ：間脳　ウ：中脳　エ：小脳

⑥偏桃体の存在する部位はどこ？
　ア：大脳　イ：間脳　ウ：中脳　エ：小脳

⑦黒質の存在する部位はどこ？
　ア：大脳　イ：間脳　ウ：中脳　エ：小脳

⑧虫部の存在する部位はどこ？
　ア：大脳　イ：間脳　ウ：中脳　エ：小脳

⑨四丘体の存在する部位はどこ？
　ア：大脳　イ：間脳　ウ：中脳　エ：小脳

⑩網様体の存在する部位はどこ？
　ア：大脳　イ：脳幹　ウ：小脳　エ：脊髄

⑪辺縁系の存在する部位はどこか？
　ア：大脳　イ：脳幹　ウ：小脳　エ：脊髄

1 脳の内部構造に関する応用問題の答え

① **ア**：被殻は淡蒼球とともにレンズ核を構成し、大脳基底核の一部となり、錐体外路の中継核として機能する。
② **ウ**：赤核は、中脳の大脳脚の上部にある色素によりやや赤みがかった部分である。
③ **イ**：視床は視床下部とともに間脳を構成する。
④ **ア**：海馬は辺縁系の一部で側頭葉の下端にあり、長期記憶に関わっているといわれている。
⑤ **エ**：プルキンエ細胞は小脳皮質に存在する大型のニューロンである。
⑥ **ア**：扁桃体は大脳辺縁系の一部で古い脳に属し、情動や記憶に関わる部分である。
⑦ **ウ**：黒質は赤核とともに中脳に存在する色素の沈着した構造である。ここには赤核同様に錐体外路系の中継ニューロンが存在する。
⑧ **エ**：小脳は左右の小脳半球と虫部で構成される。
⑨ **ウ**：四丘体は中脳の上端にある丘状の構造で、上丘と下丘に区分される。視覚や聴覚の反射に関わるニューロンが存在する。
⑩ **イ**：網様体は中脳から延髄（脳幹）にかけて分布する構造で、睡眠・覚醒に関わる中枢が存在するといわれる。
⑪ **ア**：辺縁系は大脳の古皮質にあり、帯状回、海馬、扁桃体などで構成される。動物的な本能行動に関わる中枢が存在している。

2 機能中枢に関する応用問題

①ブローカ中枢の存在する部位はどこ？
ア：前頭葉　イ：頭頂葉　ウ：側頭葉　エ：後頭葉

②ウェルニッケ中枢の存在する部位はどこ？
ア：前頭葉　イ：頭頂葉　ウ：側頭葉　エ：後頭葉

③体性感覚中枢の存在する部位はどこ？
ア：前頭葉　イ：頭頂葉　ウ：側頭葉　エ：後頭葉

④視覚中枢の存在する部位はどこ？
ア：前頭葉　イ：頭頂葉　ウ：側頭葉　エ：後頭葉

⑤一次運動中枢の存在する部位はどこ？
ア：前頭葉　イ：頭頂葉　ウ：側頭葉　エ：後頭葉

⑥対光反射中枢の存在する部位はどこ？
ア：大脳　イ：中脳　ウ：小脳　エ：延髄

⑦聴覚中枢の存在する部位はどこ？
ア：大脳　イ：中脳　ウ：小脳　エ：延髄

⑧循環中枢の存在する部位はどこ？
ア：大脳　イ：中脳　ウ：小脳　エ：延髄

⑨嘔吐反射中枢の存在する部位はどこ？
ア：大脳　イ：中脳　ウ：小脳　エ：延髄

⑩体勢保持の中枢の存在する部位はどこ？
ア：大脳　イ：中脳　ウ：小脳　エ：延髄

2 機能中枢に関する応用問題の答え

①**ア**：ブローカ中枢（運動性言語中枢）は言葉を話すときに使う筋を動かす中枢で、前頭葉中心前回の下部に存在する。この中枢が障害されると運動性失語となる。

②**ウ**：ウェルニッケ中枢（感覚性言語中枢）は聞いた言葉の内容を理解する中枢で、側頭葉の上部（頭頂葉との境界部分）に存在する。この中枢が障害されると感覚性失語となる。

③**イ**：体性感覚中枢は視床で乗り換えた感覚ニューロンが到達する部位で、頭頂葉の中心後回に存在する。

④**エ**：視覚中枢は大脳後頭葉に存在する。

⑤**ア**：一次運動中枢は骨格筋の収縮命令を出す部分で、前頭葉中心前回の下部に存在する。

⑥**イ**：対光反射は眼球に入る光量に応じて瞳孔径を変える機構で、瞳孔括約筋と散大筋によって調節される。これは中脳から出た動眼神経（副交感性）により調節される。

⑦**ア**：聴覚中枢は大脳側頭葉に存在する中枢で、内耳神経からきた音情報を処理する。

⑧**エ**：循環中枢は心拍数や血圧の調節を行う中枢で、延髄に存在する。このため延髄は生命中枢ともいわれる。

⑨**エ**：嘔吐反射は消化管などからの情報に延髄が対応して起こる反射である。

⑩**イ**：体勢保持は歩行時の重心移動などに関わる中枢で、中脳の赤核や黒質で調節される。

3 脊髄神経に関する応用問題①

①横隔神経を分枝する根幹となるものはどれ？
ア：頸神経叢　イ：腕神経叢　ウ：腰神経叢　エ：仙骨神経叢

②正中神経を分枝する根幹となるものはどれ？
ア：頸神経叢　イ：腕神経叢　ウ：腰神経叢　エ：仙骨神経叢

③三角筋の運動を支配する神経はどれ？
ア：正中神経　イ：尺骨神経　ウ：橈骨神経　エ：腋窩神経

④手第2指先端の感覚を支配する神経はどれ？
ア：正中神経　イ：尺骨神経　ウ：橈骨神経　エ：腋窩神経

⑤上腕三頭筋の運動を支配する神経はどれ？
ア：正中神経　イ：尺骨神経　ウ：橈骨神経　エ：腋窩神経

⑥手小指先端の感覚を支配する神経はどれ？
ア：筋皮神経　イ：正中神経　ウ：尺骨神経　エ：橈骨神経

⑦上腕二頭筋の運動を支配する神経はどれ？
ア：筋皮神経　イ：正中神経　ウ：尺骨神経　エ：橈骨神経

⑧浅指屈筋の運動を支配する神経はどれ？
ア：筋皮神経　イ：正中神経　ウ：尺骨神経　エ：橈骨神経

⑨手根管を通る神経はどれ？
ア：筋皮神経　イ：正中神経　ウ：尺骨神経　エ：橈骨神経

応用問題：神経系

3 脊髄神経に関する応用問題①の答え

①**ア**：横隔神経はC4に由来する頸神経叢の枝で、横隔膜の運動を支配する。

②**イ**：正中神経は腕神経叢から分岐し、前腕屈側の筋および皮膚の一部に分布した後、手根管を通過して手掌母指側に分布する。

③**エ**：腋窩神経は腕神経叢の後神経束から出て三角筋や小円筋に分布する。

④**ア**：正中神経はC7、8に由来し、前腕屈側筋（円回内筋、浅指屈筋など）や手掌母指側の皮膚に分布する。下図黄色の部分。

⑤**ウ**：橈骨神経はC6～C8に由来し、上腕三頭筋および前腕後面の筋、皮膚、手背に分布する。下図青色の部分。

⑥**ウ**：尺骨神経はC8、T1に由来し、上肢の内側を下行し、手の小指側に分布する。下図赤色の部分。

⑦**ア**：筋皮神経はC5、6に由来し、上腕二頭筋、烏口腕筋、上腕筋の運動を支配した後、前腕外側の皮膚に分布する。

⑧**イ**：正中神経は前腕の屈側筋群を支配する。

⑨**イ**：正中神経は前腕の屈側筋群に分布した後、手根管を通り手掌の筋や皮膚に分布する。下図黄色の部分。

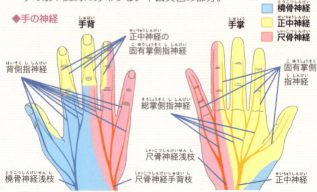

◆手の神経

4 脊髄神経に関する応用問題②

①閉鎖神経を分枝する根幹となるものはどれ？
 ア：頸神経叢　イ：腕神経叢　ウ：腰神経叢　エ：仙骨神経叢

②坐骨神経を分枝する根幹となるものはどれ？
 ア：頸神経叢　イ：腕神経叢　ウ：腰神経叢　エ：仙骨神経叢

③大殿筋の運動を支配する神経はどれ？
 ア：下殿神経　イ：大腿神経　ウ：閉鎖神経　エ：坐骨神経

④大腿内側の皮膚感覚を支配する神経はどれ？
 ア：下殿神経　イ：大腿神経　ウ：閉鎖神経　エ：坐骨神経

⑤大腿二頭筋の運動を支配する神経はどれ？
 ア：下殿神経　イ：大腿神経　ウ：閉鎖神経　エ：坐骨神経

⑥大腿四頭筋の運動を支配する神経はどれ？
 ア：下殿神経　イ：大腿神経　ウ：閉鎖神経　エ：坐骨神経

⑦長内転筋の運動を支配する神経はどれ？
 ア：下殿神経　イ：大腿神経　ウ：閉鎖神経　エ：坐骨神経

⑧下腿三頭筋の運動を支配する神経はどれ？
 ア：大腿神経　イ：浅腓骨神経　ウ：深腓骨神経　エ：脛骨神経

⑨足背の皮膚感覚を支配する神経はどれ？
 ア：大腿神経　イ：浅腓骨神経　ウ：深腓骨神経　エ：脛骨神経

4 脊髄神経に関する応用問題②の答え

①**ウ**：閉鎖神経はL3、4に由来する<mark>腰神経叢</mark>を根幹とした神経で、大腿内側の内転筋群と皮膚に分布する。

②**エ**：坐骨神経はS2～4に由来する<mark>仙骨神経叢</mark>を根幹とした神経で、末梢神経中で最も太く、大腿後面の筋や皮膚に枝を出した後、総腓骨神経と脛骨神経に分かれて下腿に分布する。

③**ア**：<mark>下殿神経</mark>は仙骨神経叢を出た後、梨状筋下孔を通り大殿筋に分布する。

④**ウ**：<mark>閉鎖神経</mark>は腰神経叢を出た後、閉鎖孔を通り大腿内側の筋や皮膚に分布する。

⑤**エ**：大腿二頭筋は大腿後面にある筋で、<mark>坐骨神経の筋枝</mark>によって支配される。

⑥**イ**：大腿四頭筋は大腿前面にある大きな筋で、<mark>大腿神経の筋枝</mark>によって支配される。

⑦**ウ**：長内転筋は大腿内側にある筋で、<mark>閉鎖神経</mark>によって支配される。

⑧**エ**：下腿三頭筋（腓腹筋、ヒラメ筋）は下腿後面にある筋で、<mark>脛骨神経</mark>によって支配される。

⑨**イ**：足背の皮膚は、<mark>浅腓骨神経</mark>から分岐した外側および内側足背皮神経によって支配される。

5 脳神経に関する応用問題

①前頭部の皮膚感覚情報を伝える神経はどれ？
ア：視神経　イ：眼神経　ウ：上顎神経　エ：下顎神経

②咀嚼筋の運動を支配する神経はどれ？
ア：視神経　イ：眼神経　ウ：上顎神経　エ：下顎神経

③鼻粘膜の感覚情報を伝える神経はどれ？
ア：三叉神経　イ：顔面神経　ウ：舌咽神経　エ：迷走神経

④舌の前3分の2の味覚を伝える神経はどれ？
ア：三叉神経　イ：顔面神経　ウ：舌咽神経　エ：迷走神経

⑤喉頭粘膜の感覚情報を伝える神経はどれ？
ア：三叉神経　イ：顔面神経　ウ：舌咽神経　エ：迷走神経

⑥声帯の運動を支配する神経はどれ？
ア：三叉神経　イ：顔面神経　ウ：舌咽神経　エ：迷走神経

⑦表情運動を支配する神経はどれ？
ア：三叉神経　イ：顔面神経　ウ：舌咽神経　エ：迷走神経

⑧眼球運動に関わらない神経はどれ？
ア：眼神経　イ：動眼神経　ウ：滑車神経　エ：外転神経

⑨上斜筋の運動を支配する神経はどれ？
ア：眼神経　イ：動眼神経　ウ：滑車神経　エ：外転神経

⑩反回神経はどの神経の枝？
ア：三叉神経　イ：顔面神経　ウ：舌咽神経　エ：迷走神経

5 脳神経に関する応用問題の答え

①**イ**：眼神経（三叉神経第1枝）は眼窩を通過した後、眼窩上孔から体表に出て前頭部に分布する。

②**エ**：下顎神経（三叉神経第3枝）の運動枝は咀嚼筋（側頭筋、咬筋など）および一部の舌骨上筋に分布する。

③**ア**：鼻腔および上歯の感覚は三叉神経（第2枝：上顎神経）によって支配される。

④**イ**：舌の前3分の2の味覚は顔面神経から分岐する鼓索神経によって伝えられる。

⑤**エ**：喉頭粘膜の感覚は、迷走神経から分岐する上喉頭神経によって伝えられる。

⑥**エ**：声帯筋（発声筋）の運動は、輪状甲状筋を除き反回神経（迷走神経の枝）によって支配される。反回神経マヒで嗄声となる。

⑦**イ**：表情筋の運動は顔面神経により支配される。この神経が障害されるとベル麻痺を生じる。

⑧**ア**：眼球運動は、動眼神経の運動枝、滑車神経、外転神経の3つによって支配される。

⑨**ウ**：上斜筋は滑車神経、外側直筋は外転神経により支配される。

⑩**エ**：反回神経は迷走神経の枝であり、左右で反転部が異なる。右は鎖骨下動脈、左は大動脈弓で反転する。

内分泌系

1 内分泌に関連する物質の応用問題①

①カルシトニンと拮抗的に作用するホルモンはどれ？
　ア：アドレナリン　イ：インスリン　ウ：サイロキシン　エ：パラソルモン

②グルカゴンと拮抗的に作用するホルモンはどれ？
　ア：アドレナリン　イ：インスリン　ウ：サイロキシン　エ：パラソルモン

③神経系からも分泌されるホルモンはどれ？
　ア：アドレナリン　イ：インスリン　ウ：サイロキシン　エ：パラソルモン

④ステロイド系ホルモンはどれ？
　ア：成長ホルモン　イ：サイロキシン　ウ：コルチゾル　エ：レニン

⑤ヨウ素を含むホルモンはどれ？
　ア：成長ホルモン　イ：サイロキシン　ウ：コルチゾル　エ：レニン

⑥アミノ酸誘導体で構成されるホルモンはどれ？
　ア：成長ホルモン　イ：サイロキシン　ウ：コルチゾル　エ：レニン

⑦ACTHの作用により放出が促進されるホルモンはどれ？
　ア：エストロゲン　イ：サイロキシン　ウ：コルチゾル　エ：レニン

⑧視床下部で生成されるホルモンはどれ？
　ア：成長ホルモン　イ：プロラクチン　ウ：メラトニン　エ：オキシトシン

⑨インスリンを分泌する部位はどこ？
　ア：膵島α細胞　イ：膵島β細胞　ウ：膵島δ細胞　エ：膵臓腺房細胞

⑩カテコールアミンに属するホルモンはどれ？
　ア：アドレナリン　イ：コルチゾル　ウ：グルカゴン　エ：サイロキシン

1 内分泌に関連する物質の応用問題①の答え

①**エ**：カルシトニンは骨芽細胞に作用して骨基質にCaを沈着させる。これに対してパラソルモンは破骨細胞に作用して骨基質のCaを溶出させる（骨吸収）。

②**イ**：グルカゴンはランゲルハンス島α細胞から分泌、肝細胞に作用してグリコーゲンの分解を促進し血糖値を上昇させる。これに対してインスリンはβ細胞から分泌、肝細胞に作用してグリコーゲンの合成を促進し血糖値を低下する。

③**ア**：アドレナリン、ノルアドレナリン、ドーパミンはカテコールアミンといわれ、脳および副腎髄質から分泌される。

④**ウ**：ステロイドホルモンは、副腎皮質から分泌される糖質コルチコイド、鉱質コルチコイド、および性腺から分泌される性ホルモンである。

⑤**イ**：甲状腺で作られるT3（トリヨードサイロニン）とT4（サイロキシン）は、ともにヨウ素を含むホルモンである。

⑥**イ**：サイロキシンは、アミノ酸であるチロシンにヨウ素が結合したアミノ酸誘導体ホルモンである。

⑦**ウ**：ACTHは下垂体前葉から分泌され、副腎皮質に作用して副腎皮質ホルモンの分泌を促す。

⑧**エ**：オキシトシンは視床下部の視索上核で産生されて、軸索を通り下垂体後葉で血管に放出される。

⑨**イ**：インスリンは膵島β細胞から分泌される。α細胞からはグルカゴン、δ細胞からはソマトスタチンが分泌される。

⑩**ア**：アドレナリンはアミンにカテコール基が結合した物質である。同類としてノルアドレナリン、ドーパミンなどがある。

2 内分泌に関連する物質の応用問題②

①バソプレシンの機能はどれ？
ア：血糖値の上昇　イ：血管の収縮　ウ：血圧の低下　エ：抗利尿作用

②サイロキシンの機能はどれ？
ア：脂肪の蓄積　　イ：体温の低下
ウ：基礎代謝の増大　エ：心拍の低下

③FSHの機能はどれ？
ア：黄体形成　イ：卵胞の発育　ウ：子宮粘膜の維持　エ：月経の誘発

④コルチゾルの機能でないものはどれ？
ア：糖新生　イ：抗炎症作用　ウ：免疫抑制　エ：抗利尿作用

⑤オキシトシンの機能はどれ？
ア：子宮筋の収縮　イ：排卵誘発　ウ：卵胞の成熟　エ：乳汁の増産

⑥サイロキシンの分泌亢進によって起こる疾患はどれ？
ア：糖尿病　イ：バセドー病　ウ：アジソン病　エ：クッシング病

⑦甲状腺機能低下によって起こる疾患はどれ？
ア：橋本病　イ：骨軟化症　ウ：テタニー　エ：アジソン病

⑧パラソルモンの分泌が低下すると起こるものはどれ？
ア：糖尿病　イ：粘液水腫　ウ：高血圧　エ：テタニー

⑨副腎皮質の機能低下によって起こる疾患はどれ？
ア：アジソン病　　　イ：末端肥大症
ウ：ペラグラ神経炎　エ：クレチン病

⑩糖質コルチコイドの分泌過剰によって起こる疾患はどれ？
ア：橋本病　イ：バセドー病　ウ：クッシング病　エ：アジソン病

2 内分泌に関連する物質の応用問題②の答え

①**エ**：バソプレシンは抗利尿ホルモン(ADH)とも呼ばれ、ネフロンの遠位尿細管と集合管に作用して水分の再吸収を促す。

②**ウ**：サイロキシンは甲状腺から分泌され、基礎代謝の増大、神経機能の維持、血糖値の上昇などに作用する。

③**イ**：FSH（卵胞刺激ホルモン）は下垂体前葉から分泌され、卵巣の卵胞に作用し、発育とエストロゲン分泌を促す。

④**エ**：コルチゾルは副腎皮質から分泌される糖質コルチコイドの一種で、糖新生（血糖値の上昇）、抗炎症作用、免疫抑制などを行う。

⑤**ア**：オキシトシンは視床下部で産生され下垂体後葉から放出されるホルモンで、子宮筋の収縮（分娩）、乳管の収縮（乳汁放出）を行う。また、精神の安定にも作用する。

⑥**イ**：サイロキシンはトリヨードサイロニンとともに甲状腺から分泌されるホルモンである。分泌過剰はバセドー病（グレイブス病）の原因となる。

⑦**ア**：橋本病は甲状腺に起こる自己免疫疾患で、体重増加、易疲労、高コレステロール血症などがみられる。この他にクレチン病、粘液水腫も甲状腺機能低下によって起こる疾患である。

⑧**エ**：パラソルモンは上皮小体から分泌されるホルモンである。分泌が低下すると血中カルシウム濃度が低下し、テタニーを起こす。

⑨**ア**：アジソン病は副腎皮質ホルモンの分泌低下によって起こる疾患で、筋力低下、色素沈着、低血糖などが特徴である。

⑩**ウ**：クッシング病は糖質コルチコイドの過剰分泌が原因で起こる疾患で、満月様顔貌、易感染性、高血圧、易骨折などが特徴である。

感覚器系

1 感覚器全般に関する応用問題

①光量調節のために伸縮し瞳孔の径を変える構造はどれ？
　ア：水晶体　イ：虹彩　ウ：硝子体　エ：毛様体

②網膜のゆがみを防ぐため眼球内圧を保つ構造はどれ？
　ア：水晶体　イ：虹彩　ウ：硝子体　エ：毛様体

③涙に含まれる殺菌効果のある成分はどれ？
　ア：リソソーム　イ：リゾチーム　ウ：塩酸　エ：アミラーゼ

④眼球の表面と眼瞼の内面をおおう膜構造はどれ？
　ア：結膜　イ：強膜　ウ：脈絡膜　エ：網膜

⑤眼球において盲点となる部位はどれ？
　ア：視神経乳頭　イ：黄斑　ウ：中心窩　エ：毛様体小体

⑥明暗を感じる視細胞はどれ？
　ア：錐状体　イ：杆状体　ウ：硝子体　エ：毛様体小体

⑦耳管の開口部はどれ？
　ア：口腔　イ：鼻腔　ウ：咽頭　エ：喉頭

⑧前庭窓に接するものはどれ？
　ア：ツチ骨　イ：キヌタ骨　ウ：アブミ骨　エ：耳管

⑨体表に最も多く分布する感覚はどれ？
　ア：触覚　イ：痛覚　ウ：圧覚　エ：温度覚

⑩深部感覚の受容器はどれ？
　ア：クラウゼ小体　イ：マイスナー小体　ウ：自由神経終末　エ：筋紡錘

1 感覚器全般に関する応用問題の答え

①**イ**：<mark>虹彩</mark>は角膜後部にある構造で、内部に瞳孔括約筋と瞳孔散大筋があり光量に応じて瞳孔の径を調節する。また、縮瞳は脳幹（中脳）からくる動眼神経により支配されるため、脳死判定の指標となる。

②**ウ**：<mark>硝子体</mark>は後眼房を充たすゼリー状の物質で、網膜に歪みが生じないように眼圧を保つ。

③**イ**：<mark>リゾチーム</mark>は涙腺から分泌され、角膜表面に付着した異物や細菌の除去に機能する。また、リゾチームは唾液にも含まれ、口腔を清潔に保つ作用もある。

④**ア**：<mark>結膜</mark>は角膜外周から外側の眼球をおおい、結膜円蓋で反転して眼瞼の後面をおおう。

⑤**ア**：<mark>視神経乳頭</mark>は、網膜全体から神経が集まり視神経となる部分である。視細胞が分布しないため、光を感知できない（マリオットの盲点）。

⑥**イ**：錐状体は色や形を感じる視細胞で、<mark>杆状体</mark>が明暗を感じる視細胞である。

⑦**ウ**：耳管は中耳の圧力調節を行う器官で、<mark>咽頭に開口する（耳管咽頭口）</mark>。

⑧**ウ**：前庭窓は内耳の外壁にある小さな窓で、<mark>アブミ骨</mark>からの振動がリンパ液に伝えられる。

⑨**イ**：<mark>痛覚を受容する自由神経終末</mark>が最も多く分布する。

⑩**エ**：<mark>筋紡錘</mark>が深部感覚を感知する。なお、クラウゼ小体やマイスナー小体は触覚を感知し、自由神経終末は痛覚を感知する。

骨格系

1 骨・関節・靱帯に関する応用問題

①成人において造血が行われている骨はどれ？
ア：下顎骨　イ：肩甲骨　ウ：寛骨　エ：踵骨

②副鼻腔を有する骨はどれ？
ア：頭頂骨　イ：蝶形骨　ウ：鼻骨　エ：頬骨

③内部に内耳を有する骨はどれ？
ア：前頭骨　イ：頭頂骨　ウ：側頭骨　エ：後頭骨

④頸椎の横突孔を通るものはどれ？
ア：脊髄　イ：迷走神経　ウ：内頸動脈　エ：椎骨動脈

⑤腰椎にだけみられる構造はどれ？
ア：棘突起　イ：横突起　ウ：関節突起　エ：肋骨突起

⑥鳩尾(みぞおち)で触れる構造の名称はどれ？
ア：棘突起　イ：乳様突起　ウ：剣状突起　エ：副突起

⑦車軸関節に属するものはどれ？
ア：肩関節　イ：上橈尺関節　ウ：股関節　エ：距腿関節

⑧鞍関節に属するものはどれ？
ア：腕橈関節　イ：橈骨手根間関節　ウ：母指手根中手関節　エ：股関節

⑨楕円関節に属するものはどれ？
ア：顎関節　イ：肩関節　ウ：股関節　エ：膝関節

⑩関節半月を有するものはどれ？
ア：顎関節　イ：肩関節　ウ：股関節　エ：膝関節

1 骨・関節・靱帯に関する応用問題の答え

①**ウ**：成人において造血が行われている骨は、寛骨、胸骨、肋骨、椎骨（椎体）、長骨の骨端などである。

②**イ**：副鼻腔は鼻腔周囲にある頭蓋骨にみられる空洞で、蝶形骨洞、前頭洞、上顎洞、篩骨洞が存在する。その名のとおり、蝶形骨、前頭骨、上顎骨、篩骨内の空洞を指す。

③**ウ**：内耳は、側頭骨錐体内に存在する聴覚および平衡感覚器官である。

④**エ**：頸椎の横突起にある横突孔は、椎骨動脈・椎骨静脈が通過する。

⑤**エ**：腰椎の特徴は椎体が厚く、肋骨突起、乳頭突起、副突起の小さな突起が存在する。

⑥**ウ**：剣状突起は胸骨の下端にある突起で、胸部と腹部の境界に位置する。

⑦**イ**：車軸関節は1軸性の回転運動を行う関節で、これに属するのは上橈尺関節と正中環軸関節である。

⑧**ウ**：鞍関節は馬の鞍にまたがったような構造をしており、互いにスライドする2軸運動を行う。母指手根中手関節などがこの例である。

⑨**ア**：楕円関節は2軸性の運動を行う関節で、顎関節、橈骨手根関節などがこの例である。

⑩**エ**：関節半月は膝関節に存在し、運動による衝撃の軽減を行う。

運動器系

1 筋に関する応用問題

①眼を閉じる運動に作用する筋はどれ？
ア：上直筋　イ：上眼瞼挙筋　ウ：眼輪筋　エ：上斜筋

②声門の運動に作用する筋はどれ？
ア：咽頭筋　イ：喉頭筋　ウ：口蓋筋　エ：舌筋

③肩関節の外転に作用する筋はどれ？
ア：僧帽筋　イ：広背筋　ウ：三角筋　エ：大胸筋

④肘関節の屈曲に作用する筋はどれ？
ア：上腕二頭筋　イ：上腕三頭筋　ウ：烏口腕筋　エ：三角筋

⑤肘関節の伸展に関わる筋はどれ？
ア：上腕筋　イ：上腕二頭筋　ウ：上腕三頭筋　エ：烏口腕筋

⑥股関節の伸展に作用する筋はどれ？
ア：大殿筋　イ：大腿四頭筋　ウ：腸腰筋　エ：ヒラメ筋

⑦股関節の屈曲に作用する筋はどれ？
ア：大殿筋　イ：大腿二頭筋　ウ：腸腰筋　エ：ヒラメ筋

⑧膝関節の伸展に作用する筋はどれ？
ア：大殿筋　イ：大腿四頭筋　ウ：腸腰筋　エ：ヒラメ筋

⑨アキレス腱をもつ筋はどれ？
ア：大殿筋　イ：大腿四頭筋　ウ：腸腰筋　エ：ヒラメ筋

⑩中間腱をもつ筋はどれ？
ア：腹直筋　イ：外腹斜筋　ウ：内腹斜筋　エ：腹横筋

1 筋に関する応用問題の答え

①**ウ**：眼輪筋は眼裂を取り巻く筋で、閉眼運動に作用する。
②**イ**：喉頭筋のうち、後輪状披裂筋は声門の開放に、その他は声門の閉鎖に作用する。
③**ウ**：三角筋は肩をおおう丸みのある筋で、肩関節の外転、屈曲、伸展に作用する。
④**ア**：上腕二頭筋は上腕の前面にある筋で、主な運動は肘関節の屈曲や前腕の回外である。
⑤**ウ**：上腕三頭筋は上腕の後面にある筋で、主な運動は肘関節の伸展や肩関節の伸展である。
⑥**ア**：大殿筋は殿部にある大型の筋で、主な運動は股関節の伸展である。
⑦**ウ**：腸腰筋は骨盤後壁にあるインナーマッスルと呼ばれる筋で、主な運動は股関節の屈曲である。
⑧**イ**：大腿四頭筋は大腿の前面にある大型の筋で、主な運動は膝関節の伸展である。
⑨**エ**：ヒラメ筋は下腿後面にある筋で、腓腹筋とともに下腿三頭筋となる。この筋の腱は太く、強靭で踵骨に付着しアキレス腱と呼ばれる。作用は足の底屈である。
⑩**ア**：腹直筋は腹部の前面にある筋で縦に長く走行し、途中に中間腱が存在する。作用は体幹の前屈と腹圧をかけることである。

背中に聴診器をあてるのはなぜ？

　子供の頃、健康診断で背中に聴診器をあてられた経験のある人は多くいると思います。あれは何を聴いているのでしょうか？

　実は、肺の下葉の呼吸音を聴いているのです。下の図は肺の葉の分布を示したものですが、前面では下葉の占める部分はほとんどありません。逆に、後面ではほぼ下葉が占めています。

肺の投影図

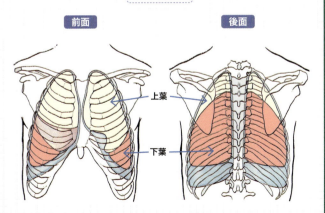

前面　　後面　　上葉　　下葉

解剖学の苦手克服 Final STEP

苦手克服の最後は、知識と知識の組み合わせ「統合問題」で、知識を系統立てて理解しよう

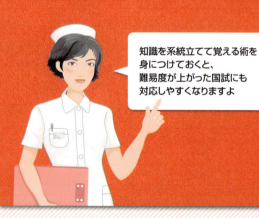

知識を系統立てて覚える術を身につけておくと、難易度が上がった国試にも対応しやすくなりますよ

細胞・組織

問題

1 DNAとタンパク質の形成

次の文章の □ を埋めなさい。

細胞の核にあるDNAは、タンパク質を構成する ① 配列を決定する遺伝情報である。

DNAはリボースと塩基で構成され、塩基には ② 、③ 、④ 、⑤ の4種類がある。

遺伝情報発現時にはDNAの ⑥ の一部がほどけ、その部分の情報がmRNAに ⑦ される。その後、mRNAは細胞質に移動し、⑧ 上においてtRNAに情報をわたす。tRNAの一端には ⑨ が結合しており、これらが ⑩ 結合を起こしてタンパク質が形成される。

解答

1 DNAとタンパク質の形成

①**アミノ酸**

②～⑤**アデニン、チミン、シトシン、グアニン**
 DNAはすべての生物の遺伝情報の本体であり、タンパク質形成の暗号である。リン酸、リボース、そしてこれら4つの塩基で構成される。

⑥**二重らせん** ⑦**転写** ⑧**リボゾーム**
⑨**アミノ酸** ⑩**ペプチド**
 DNAは末端の塩基が対合（A-TとC-G）して二重らせん構造となる。塩基の三連子はコドンとよばれ、ひとつのアミノ酸を特定する暗号となる。
 細胞活動ではDNAの二重らせん構造の一部がほどけ、そこに連なる塩基の配列がmRNAに転写される。
 mRNAは細胞質に出て、リボゾーム上でtRNAに情報を受け渡す。
 tRNAに結合するアミノ酸は、互いにペプチド結合を行いタンパク質となる。

血液系

問題

1 血球とその働き

次の文章の □ を埋めなさい。

赤血球は大きさ約7μmの円盤型をした無核の細胞で、内部にヘモグロビンを多く含む。ヘモグロビンは酸素や ① と結合する性質を有し、酸素とは体内の酸素分圧の高い ② で結合し、分圧の低い ③ では遊離する特性があり、酸素の運搬を担う。赤血球の寿命は約4カ月で、骨髄において幹細胞から ④ 、 ⑤ を経て赤血球になる。この産生には ⑥ と ⑦ が不可欠であり、不足すると巨赤芽球性貧血となる。白血球は ⑧ と ⑨ に大別される。

⑧は好中球、好酸球、好塩基球に区分される。好中球は、血液中において非特異的な ⑩ 作用を示す。好塩基球は組織内に移動すると肥満細胞となる。肥満細胞は抗原に接すると ⑪ を放出し、毛細血管の透過度を高め免疫担当細胞の集合を促す。しかし、2度目の抗原提示よってできた抗体が大量に肥満細胞に結合すると急激な血圧低下を伴う ⑫ ショックを起こし死に至ることがある。

⑨には ⑬ 、リンパ球がある。⑬は遊走性があり、組織内に侵入してマクロファージとなる。マクロファージは組織において貪食作用を示し、異物、死んだ細胞、細菌などを取り込み処理する。皮膚の ⑭ 、肺の ⑮ 、肝臓の ⑯ もマクロファージの一種である。

解答

1 血球とその働き

①二酸化炭素 ②肺 ③組織

ヘモグロビン（Hb）は酸素、二酸化炭素、一酸化炭素と結合する性質をもつ。酸素とは酸素分圧の高い肺で結合しHbO_2となる。しかし、酸素分圧の低い組織に到達すると、酸素を遊離し二酸化炭素と結合して$HbCO_2$となる。ただしHbによって運搬される二酸化炭素はほぼ15％程度で、多くは血漿に溶解して運搬される。一酸化炭素と結合すると遊離されないため酸素の運搬が阻害され一酸化炭素中毒となる。

④赤芽球 ⑤網状赤血球 ⑥～⑦葉酸、ビタミンB_{12}

血球は寿命が約4カ月で常に骨髄で増産されている。造血幹細胞から前赤芽球、赤芽球、網状赤血球を経て赤血球となる。この変遷には葉酸とビタミンB_{12}が不可欠で、不足すると貧血（巨赤芽球性貧血）となる。

⑧顆粒球 ⑨無顆粒球 ⑩貪食

顆粒球に属する好中球は細菌や異質タンパクを非特異的に貪食し、好酸球は寄生虫に、好塩基球はアレルギー反応に対応する。

⑪ヒスタミン ⑫アナフィラキシー

ヒスタミンが大量に放出されると、血圧の急激な低下によるショック状態（アナフィラキシーショック）に陥る。具体的にはペニシリン、蜂毒、食物アレルギーなどがある。

⑬単球 ⑭ランゲルハンス細胞 ⑮ダスト細胞 ⑯クッパー細胞

無顆粒球には単球とリンパ球が含まれる。単球は遊走性があり、組織内に侵入してマクロファージとなる。

問題

2 血液の成分とその働き

次の文章の ▢ を埋めなさい。

血液の成分は、有形成分である ① と液体成分である ② に区分される。

②の成分は水分、アルブミン、 ③ 、 ④ などの血漿タンパク、栄養素、老廃物、ホルモン、イオン類である。血漿タンパクのうち、アルブミンは毛細血管における ⑤ の調節に作用するため、不足すると末梢の組織液の回収が滞り ⑥ を起こす。

③にはα、β、γがあるが、このうちγは ⑦ として機能する。

④は血管損傷に対応して ⑧ になり血小板血栓を形成する。

イオン類のうち、 ⑨ は二酸化炭素が血漿中に溶解したもので、血液の ⑩ 調節に作用する。もし糖尿病になると、代謝で生じた ⑪ を中和するために⑨が大量に消費され、糖尿病性 ⑫ を引き起こす。

解答

2 血液の成分とその働き

①血球　②血漿

血液は血球と血漿に区分される。
血球はさらに赤血球、白血球、血小板に区分される。

③グロブリン　④フィブリノゲン　⑤膠質浸透圧
⑥浮腫　⑦抗体　⑧フィブリン

血漿タンパクの主なものとしてアルブミン、グロブリン、フィブリノゲンがある。
アルブミンは分子量の比較的大きいタンパクで、末梢の毛細血管での膠質浸透圧の調節を行うため、不足すると組織液のアップテイクが滞り浮腫となる。
グロブリンのうちαとβは運搬タンパクとして機能し、γは抗体（免疫グロブリン）として機能する。
抗体はIgG、IgM、IgE、IgAに区分される。

⑨炭酸水素イオン（HCO_3^-）　⑩pH
⑪ケトン体　⑫ケトアシドーシス

二酸化炭素は血漿中に溶け込み酸塩基平衡に作用する。

$$CO_2 + H_2O \rightleftarrows H_2CO_3 \rightleftarrows H^+ + HCO_3^-$$

上記の式は炭酸-炭酸水素系緩衝を示すものである。糖尿病では、細胞は脂肪を原料とするエネルギー合成が増大するため、ケトン体を生じる。このケトン体は酸性であるため、中和のために炭酸水素イオンが消費される。このため相対的に水素イオン濃度が上昇してアシドーシスとなる（糖尿病性ケトアシドーシス）。

皮膚系

問題

1 皮膚の構造とその働き

次の文章の □ を埋めなさい。

皮膚は体表面をおおうため、外部環境からの様々の刺激に対応する。

表皮基底層にある ① 細胞は ② 照射に対抗して顆粒を分泌し、細胞核にある ③ が損傷するのを防ぐ。

外気温が上昇すると ④ 汗腺から分泌される汗が ⑤ することにより体温上昇を防ぎ、逆に外気温の低下には皮下に分布する ⑥ が断熱材となり体温低下を防ぐ。

力の刺咬には、真皮に分布する ⑦ 細胞から分泌される ⑧ が毛細血管の透過度をあげマクロファージの集積を促進する。

また、皮膚は紫外線刺激により ⑨ を産生し、腸における ⑩ の吸収を促進する。この産生が不足すると化骨不全を起こし、⑪ となる。

⑫ 汗腺から分泌される汗は、有機酸を含むために特有の臭気がある。この汗腺は、⑬ 、⑭ 、⑮ などの特定の部位に多く分布する。

解答

1 皮膚の構造とその働き

① メラニン　② 紫外線（UV）　③ DNA
紫外線（UV）は基底層にある幹細胞のDNAを傷つけ、細胞分裂にダメージを与えて皮膚ガンを誘発することがある。メラニン細胞はUV刺激によりメラニン色素を分泌し、UVが基底層に到達するのを阻止する。

④ エクリン　⑤ 気化　⑥ 脂肪層
外気温の上昇や運動による体温の上昇では、エクリン腺から出る汗が気化することで体表面から熱が放散し、体温の上昇を抑制する。これを温熱発汗という。また、外気温の低下では、脂肪層の断熱や血流量の減少により体温が奪われるのを防ぐ。

⑦ 肥満　⑧ ヒスタミン
カやハチの刺咬では、侵入した毒素に対抗して肥満細胞からヒスタミンが放出され、周囲の毛細血管の透過度が亢進する。これによりマクロファージなどの免疫担当細胞が集積し、毒素の排除に作用する。

⑨ ビタミンD　⑩ カルシウム　⑪ くる病
ビタミンDはUV刺激により皮膚で合成され、小腸でのカルシウム吸収を促進する。小児期におけるビタミンD不足はくる病の原因となる。

⑫ アポクリン　⑬〜⑮ 腋窩、乳輪部、外陰部
アポクリン腺は臭腺ともいわれ、特有の臭気がある。腋窩、乳輪部、外陰部に分布し、個体の特定や性的誘因に関与する。

循環器系

問題

1 血流のメカニズム

次の文章の　　　を埋めなさい。

血圧は血流が血管壁を押す圧力で、① 、② 、③ の3つの因子により調節される。その圧力は心臓が収縮した時が最も高く約 ④ mmHgであり、拡張した時が最も低く約 ⑤ mmHgである。

もし血圧が低下すると、頸動脈洞や大動脈弓にある ⑥ が感知して ⑦ 神経が作用することで心臓の ⑧ を増加し、①を増大する。また、細動脈では中膜にある ⑨ を収縮させて②を増大させる。さらに副腎髄質から分泌される ⑩ にも、⑦神経と同じ効果がある。

次に、下垂体後葉から出る ⑪ や副腎皮質から出る ⑫ は、腎臓に作用し、⑬ の再吸収を促進して③を増大させる。

解答

1 血流のメカニズム

①心拍出量　②末梢血管抵抗　③循環血液量

平常の生活では心拍出量、末梢血管抵抗、循環血液量により血圧は調節されるが、血液の粘性や血管の伸縮度も血圧に影響を与える。

④120　⑤80　⑥圧受容器
⑦交感　⑧拍動　⑨平滑筋

血圧は心筋が収縮した時が最も高く110〜130mmHg（最高血圧）であり、弛緩した時が最も低く80〜90mmHg（最低血圧）である。
血圧は頸動脈洞や大動脈弓にある圧受容器で感知された情報を受けて、交感神経と迷走神経により調節される。交感神経は心臓に作用して拍動を促進するとともに細動脈の中膜にある平滑筋を収縮させて血圧を上昇させる。

⑩アドレナリン

アドレナリンは副腎髄質から出るホルモンで、交感神経類似作用がある。

⑪バソプレシン　⑫アルドステロン　⑬水分

バソプレシンは下垂体後葉から放出され、ネフロンの遠位尿細管や集合管に作用して水分の再吸収を促進する。アルドステロンは副腎皮質から分泌され、同じく遠位尿細管や集合管に作用してナトリウムと水分の再吸収を促進する。いずれも血液中の水分が増加して血圧を上昇させる。

呼吸器系

問題

1 気道の構造とその働き

次の文章の ▢ を埋めなさい。

呼吸器系は、外界の空気を肺へ送り、 ① を行うための器官系であり、肺へ空気を送る通路の ② と肺で構成される。

②は鼻腔に始まるが、鼻腔の内部は ③ により二分され、粘膜でおおわれる。先端部の粘膜下には静脈叢があり ④ とよばれ出血の好発部である。

鼻腔に続く部位は ⑤ であり、空気と食物の両方の通路となる。したがって、 ⑥ の時には気道が ⑦ と ⑧ により塞がれ、食物だけが通る。空気の時は、次に ⑨ に入る。⑨には声帯があり、中央にある ⑩ を空気が通るときに声が出る。

解答

1 気道の構造とその働き

①ガス交換　②気道

呼吸器系は、肺へ空気を取り込み酸素と二酸化炭素の交換(ガス交換)を行うための器官の集合で、気道と肺により構成される。

③鼻中隔　④キーセルバッハ部位

鼻腔は気道の入口で、外鼻孔から奥へ広がる空間で鼻中隔により左右に二分される。内面は粘膜でおおわれ、鼻腺が分布する。また、鼻腔先端の粘膜下にはキーセルバッハ部位とよばれる静脈叢が存在する。

⑤咽頭　⑥嚥下　⑦軟口蓋　⑧喉頭蓋

咽頭は空気と食物の共通の通路であり、鼻腔と口腔が合流し、喉頭と食道に分かれる。嚥下時は食物のみが通過し、気道は一時的に閉鎖される必要がある。後鼻孔は軟口蓋、喉頭口は喉頭蓋により塞がれる。

⑨喉頭　⑩声門

喉頭は咽頭に続く気道で、複数の軟骨で構成され中央に声帯が存在する。
声帯の中央は声門と呼ばれ、左右から突出したヒダ(声帯ヒダ)により形成される。このヒダが閉鎖した時に呼気が通過すると、振動して声が出る。

問題

2 呼吸運動に関わる部位とその働き

次の文章の ▢ を埋めなさい。

呼吸では、肺の外面をおおう ① と胸郭の内壁をおおう ② によって形成される ③ が密閉状態であることが重要となる。

吸気は胸郭が ④ 筋の作用で拡大し、それに伴い肺を取り巻く③も拡張し内部が陰圧となり肺が拡張する。

逆に呼気では ⑤ 筋の作用で胸郭が縮小するので、③の内部が ⑥ となり、肺が圧縮されて空気が出る。この呼吸様式を ⑦ という。

さらに胸部と腹部を隔てる ⑧ の運動も呼吸の原動力となる。⑧が収縮して下降すると、胸腔が拡大して ⑨ 気となる。逆に⑧が弛緩し上昇すると、胸腔が縮小して ⑩ 気となる。この呼吸様式を ⑪ という。

もし、何らかの理由で③の密閉状態が破れると、胸郭が拡張しても呼吸ができない ⑫ という症状を起こす。

解答

2 呼吸運動に関わる部位とその働き

①臓側胸膜(肺胸膜) ②壁側胸膜(肋膜) ③胸膜腔

肺の表面をおおう胸膜(臓側胸膜)は、肺門部で反転して胸郭の内壁をおおう(壁側胸膜)。この2つの胸膜は連続するため、間に形成される胸膜腔は密閉状態に保たれる。

④外肋間 ⑤内肋間 ⑥陽圧 ⑦胸式呼吸

胸式呼吸は肋間筋の運動が主体となる呼吸様式で、外肋間筋が収縮すると胸郭が前上方に動き胸腔が拡大する。すると胸膜腔内部が陰圧となり、肺を押す圧力が低下する。その分、肺に空気が流入する。内肋間筋が収縮すると、これと逆の現象が起こり、肺から空気が流出する。

⑧横隔膜 ⑨吸 ⑩呼 ⑪腹式呼吸

腹式呼吸は横隔膜の運動が主体となる呼吸様式で、横隔膜の下降、上昇によって呼吸が行われる。

⑫気胸

嚢胞化した肺胞の破損や交通事故による肋骨骨折により密閉状態が破れると、吸気が胸膜腔に漏れ、肺が拡張できないため呼吸が困難となる。この状態を気胸という。

消化器系

問題

1 消化器とその働き

次の文章の ☐ を埋めなさい。

摂取した食物は、その多くが小腸で消化される。

食物は、膵臓から出る ① によってタンパク質は ② に分解され、脂肪は ③ によって ④ とグリセリンに分解される。

これらの栄養素は、小腸上皮表面に分布する ⑤ で吸収され、腸間膜静脈に入って ⑥ を経て肝臓へ送られ、⑦ と呼ばれる血管様構造を通過するときに肝細胞へ吸収される。

このうちグルコースは吸収された後、膵臓から出る ⑧ の作用により ⑨ に変換される。⑧は筋細胞にも作用し、筋細胞のグルコース吸収が促進して ⑩ 値は低下する。

空腹時には、膵臓から出る ⑪ の作用により⑨がグルコースに変換され、血液に供給される。また、肝臓ではタンパクの代謝が行われ、アルブミンなどの血漿タンパクの合成や古くなった②を異化して、遊離した有害な ⑫ を ⑬ 回路により ⑭ に変換する。さらに、脂肪からはステロイドの原料となる ⑮ が合成される。

解答

1 消化器とその働き

①**トリプシン** ②**アミノ酸**
③**膵リパーゼ（ステアプシン）** ④**脂肪酸**

トリプシンおよびキモトリプシンは膵臓の外分泌部から分泌され、タンパク質やペプチドをアミノ酸に変換する。
膵リパーゼは、脂肪を脂肪酸とグリセリンに分解する。

⑤**絨毛** ⑥**門脈** ⑦**洞様血管（類洞）**

栄養は小腸粘膜の表面に分布する絨毛から吸収され、グルコースとアミノ酸は毛細血管へ、脂肪は毛細リンパ管に流入する。
腸の毛細血管は合流し、腸間膜静脈（上、下）となって門脈へとつながる。
門脈は肝臓内で分岐し、小葉間静脈を経て洞様血管となる。
洞様血管は肝細胞索間を通り物質交換を行い、中心静脈へ至る。

⑧**インスリン** ⑨**グリコーゲン** ⑩**血糖** ⑪**グルカゴン**

血糖値が上昇すると、ランゲルハンス島から分泌されるインスリンが肝細胞に作用し、グルコースからグリコーゲンへの変換を促進するとともに筋細胞に作用してグルコースの吸収を促進する。血中のグルコースが消費されて血糖値が低下すると、グルカゴンが分泌されて肝細胞に作用し、グリコーゲンがグルコースに変換され血中に供給される。

⑫**アンモニア** ⑬**オルニチン** ⑭**尿素** ⑮**コレステロール**

肝臓ではアミノ酸の異化作用が行われ、アミノ基が遊離し、アンモニアが形成される。アンモニアは有害であるため、オルニチン（尿素）回路で尿素に変換される。

泌尿器系

問題

1 泌尿器とその働き

次の文章の ▭ を埋めなさい。

尿の生成は、ネフロンの腎小体での ① の濾過に始まる。この濾過成分を ② と呼ぶ。

この濾過は、糸球体内部における血圧と ③ 内圧と膠質浸透圧の差によって起こる。したがって、血圧が低下すると糸球体濾過量（GFR）が低下して糸球体傍装置から ④ が分泌される。

④はアンギオテンシノゲンをアンギオテンシンに変換し、血管を ⑤ して血圧を ⑥ させる。さらに副腎からの ⑦ の分泌を促進する。もし、血圧が低下して濾過が行われないと腎機能が低下する。

また、溶連菌の感染によって形成される免疫複合体は、腎臓の ⑧ に沈着し炎症を起こす。

いずれも腎不全の原因であり、重篤化すると血液中から代謝産物が排除されず ⑨ 症となる。この場合、腎臓の代わりに機器などを用いて血液の老廃物を除去する ⑩ 治療が行われる。

解答

1 泌尿器とその働き

①血液　②原尿　③ボウマン嚢

糸球体を通る血液の血漿はボウマン嚢に濾過されて原尿となる。この濾過は

「糸球体内血圧（45）－ボウマン嚢内圧（25）
**　　　　　　－膠質浸透圧（10）＝有効濾過圧（10）」**
（各数値の単位はmmHg）

によって決定される。したがって、糸球体内血圧が低下すると有効濾過圧が得られない。

④レニン　⑤収縮　⑥上昇　⑦アルドステロン

有効濾過圧が低下すると、その情報は感知され、糸球体傍装置からレニンが放出される。レニンはアンギオテンシノゲンをアンギオテンシンⅠに変換する。さらに、アンギオテンシン変換酵素によりアンギオテンシンⅡとなる。アンギオテンシンⅡには強力な血管収縮作用があり、血圧を上昇させる。また、アンギオテンシンⅡは副腎皮質に作用しアルドステロンの分泌を促し、さらなる血圧上昇を引き起こす。

⑧糸球体　⑨尿毒　⑩透析

溶連菌などに抗体が付着して形成される免疫複合体は、糸球体に沈着して濾過機能を阻害し糸球体炎を起こす。これはⅢ型アレルギー反応である。糸球体炎などにより腎機能が著しく低下すると、老廃物が血中に残留して尿毒症となる。慢性化すると透析治療が必要となる。

問題

2 尿の成分とその由来

次の文章の ☐ **を埋めなさい。**

尿には様々な代謝産物が含まれる。

尿素は古くなった ① が異化されて遊離した有害な ② が肝臓の ③ 回路により無毒化されたものである。

クレアチニンは ④ が ⑤ を原料としてエネルギー合成を行った代謝産物であり、尿でのみ排泄される。したがって、腎機能が低下すると血中クレアチニン濃度は ⑥ する。

ウロビリンは ⑦ で破壊された赤血球から遊離した ⑧ が分解されて生じた ⑨ に由来する。⑨の多くは肝臓で修飾されて胆汁に排泄される。

尿酸はDNAなどの原材料となる ⑩ の代謝産物である。

2 尿の成分とその由来

①アミノ酸　②アンモニア　③オルニチン（尿素）

アミノ酸はタンパク質の構成要素であり、常時ターンオーバーが繰り返されている。
古いアミノ酸は異化されてアミノ基が遊離し、アンモニアが形成される。アンモニアは生体に有害な物質であり、肝臓においてオルニチン回路により尿素に変換される。

④筋　⑤クレアチンリン酸　⑥上昇

筋ではATPによりエネルギー合成がなされるが、すぐに消費されるため、貯蔵しているクレアチンリン酸からリン酸を遊離しATPを再生して利用する。このとき、遊離したクレアチンはクレアチニンとなって血中に放出され、ネフロンで濾過される。

⑦脾臓　⑧ヘモグロビン　⑨ヘム

脾臓で赤血球が破壊されると、ヘモグロビンからヘムが遊離し、間接ビリルビンとなる。間接ビリルビンは肝臓へ送られ、直接ビリルビンとなって胆汁として排泄されるが、一部は再吸収され、血液に含まれ腎臓で濾過されてウロビリンとなる。

⑩プリン体

プリン体はプリン基をもつ化学物質の総称で、核酸、尿酸、カフェインなどがある。尿酸は核酸の最終代謝産物で、血中濃度が上昇すると結晶化して**痛風**の原因となる。

生殖器系

問題

1 性周期のメカニズム

次の文章の ☐ を埋めなさい。

月経後、下垂体前葉から分泌される ① は卵胞に作用し、発育を促進する。

卵胞は ② を分泌し、卵胞のさらなる発育と ③ の増殖を促す。

②の血中濃度の上昇は ④ を刺激し、Gn-RHの分泌を促す。

Gn-RHは ⑤ に作用して ⑥ の大量放出を行い、排卵を誘発する。排卵後の卵胞は ⑦ を経て黄体となる。

黄体は ⑧ を分泌して子宮粘膜の維持に作用する。

妊娠しないと、黄体は萎縮して ⑨ となり、分泌が停止する。その結果、子宮粘膜の ⑩ 層は ⑪ 動脈の基部が収縮し、粘膜と動脈がともに脱落する。これが ⑫ である。

解答

1 性周期のメカニズム

①卵胞刺激ホルモン（FSH） ②エストロゲン ③子宮粘膜

月経終了後、下垂体前葉から出るFSH（卵胞刺激ホルモン）は卵胞に作用し、卵胞上皮細胞の増殖を促す。
卵胞上皮細胞はエストロゲンを分泌し、さらに卵胞上皮細胞の増殖（卵胞の発育）を促進するとともに子宮粘膜に作用し、機能層の発育・増殖を促す。

④視床下部 ⑤下垂体前葉 ⑥黄体形成ホルモン（LH）

血中エストロゲン濃度が充分な濃度に達すると、その情報は視床下部に伝達される。すると視床下部から性腺刺激ホルモン放出ホルモン（Gn-RH）が放出され、下垂体前葉に作用し、黄体形成ホルモン（LH）の大量分泌を起こす（LHサージ）。

⑦赤体 ⑧プロゲステロン ⑨白体
⑩機能 ⑪らせん ⑫月経

排卵を終えた卵胞は赤体となり、さらに黄体へと移行する。
黄体はプロゲステロンを分泌し子宮粘膜の維持に作用するが、妊娠が成立しない時は萎縮して白体へと変化しプロゲステロンの分泌を停止する。
プロゲステロンの分泌量が減少すると機能層は維持できなくなり、粘膜が脱落する。

問題

2 発生のメカニズム

次の文章の ▢ を埋めなさい。

卵管 ① 部で受精した受精卵は ② を繰り返し、2細胞期、4細胞期、8細胞期と進行して ③ となる。その後、外側の栄養膜と内側の内細胞塊が形成される。

栄養膜はこの後 ④ となって胎児を保育し、内細胞塊は ⑤ となる。

受精卵はさらに発育し、 ⑥ となって子宮に着床する。

着床後約3カ月は、黄体からの ⑦ 分泌が、その後は④から分泌される ⑧ により維持される。

胚子はこの後、胚葉を形成し、 ⑨ は神経系や表皮、 ⑩ は消化器系や呼吸器系、 ⑪ は骨や筋などの原基となる。

胎児は約 ⑫ 間母体にとどまった後、下垂体から出る ⑬ の作用により子宮筋が収縮し分娩となる。

解答

2. 発生のメカニズム

①膨大 ②卵割 ③桑実胚
④胎盤 ⑤胚子 ⑥胚盤胞

卵子と精子は卵管膨大部で受精し、卵割を繰り返しながら卵管内を移動する。この間、受精卵は2細胞期、4細胞期、8細胞期と推移し桑実胚となる。

桑実胚から胚盤胞になる過程で、内細胞塊と栄養膜に区分される。栄養膜は母体子宮粘膜に嵌入すると栄養膜合胞体細胞層となり、胎盤へと移行する。

⑦プロゲステロン ⑧胎盤性（絨毛性）ゴナドトロピン

妊娠から数カ月は黄体からプロゲステロンが分泌されるが、これは胎盤から分泌される胎盤性ゴナドトロピンの作用による。その後、胎盤からプロゲステロンが分泌されると、黄体からの分泌は停止する。

⑨外胚葉 ⑩内胚葉 ⑪中胚葉

胚子はその後、外胚葉、中胚葉、内胚葉に分かれる。
外胚葉は神経系、眼球、表皮などに分化する。中胚葉は骨、筋、循環器、泌尿生殖器に分化し、内胚葉は消化器、呼吸器に分化する。

⑫9カ月
⑬オキシトシン

神経系

問題

1 伝導路の流れ

次の文章の ▢ を埋めなさい。

右手の示指を屈曲する命令は、左脳の ① 葉にある一次運動野から発せられる。

この線維（ニューロン）は、大脳内の投射線維の通路である ② を通り中脳に至る。

中脳の ③ を通過して、延髄の ④ で反対側に移動した後、脊髄を下行する。この伝導路を ⑤ という。

さらに頸髄の ⑥ 角で運動ニューロンに乗り換え、他の頸神経とともに ⑦ 叢を形成した後、⑧ 神経となり、前腕にある ⑨ 筋へ分布する。この⑧神経の損傷は、第1から第3指の屈曲不全を起こす ⑩ 手という症状を示す。

これに対して、錐体外路系は一次運動野を出た後、大脳中央に位置する ⑪ や中脳にある ⑫ や ⑬ において筋 ⑭ からの情報を受け、複数の筋の協調運動を制御する。

解答

1 伝導路の流れ

①前頭葉　②内包　③大脳脚　④錐体　⑤錐体路（皮質脊髄路）

身体に分布する骨格筋の運動命令は、前頭葉中心前回にある一次運動野から発せられる。このニューロンは大脳中央部にある内包を通り下行し、中脳大脳脚を通過する。この後、ニューロンは延髄の錐体において反対側に移動する（錐体交叉）。
このため頸部より下の筋ついては、左脳が右半身を、右脳は左半身を支配する。

⑥前　⑦腕神経　⑧正中　⑨浅指屈筋　⑩猿

錐体路のニューロンは脊髄の側索または前索を下行するが、上肢に分布するニューロンは頸髄の前角でニューロンを乗り換え、脊髄を離脱して脊髄神経となる。これらは腕神経叢を形成した後、分岐してそれぞれの筋に分布する神経となる。
正中神経は上腕を下降し、前腕に至り前腕屈側筋群に筋枝を出し、手根管を通って母指球筋および手掌母指側の皮膚に分布する。
浅指屈筋は前腕屈側にある筋で、第2～5指のMPおよびPMP関節を屈曲する。正中神経がマヒすると、第2、3指が屈曲しない猿手を起こす可能性がある。

⑪大脳基底核　⑫赤核　⑬黒質　⑭紡錘

錐体外路系は、骨格筋の運動を自律的に制御する経路である。錐体路と同じく一次運動野から発するが、大脳の中央にある大脳基底核（尾状核、被殻、レンズ核など）や中脳の赤核、黒質などでニューロンを乗り換える。その際、平衡感覚器、筋紡錘、腱紡錘から来る情報を受け、収縮させる筋の種類や収縮度を制御して円滑な運動を行う調節をする。

問題

2 自律神経系の流れと働き

次の文章の ▢ を埋めなさい。

自律神経系は ① と ② で構成される。

①は、胸髄と腰髄にある中枢から出て、脊柱の両側にある ③ でニューロンを乗り換え、末梢へ向かう。一部は臓器周囲においてニューロンを乗り換えるが、これらの神経伝達物質は ④ である。

これに対して②は、 ⑤ と ⑥ に中枢がある。⑤から出たニューロンは、脳神経である動眼神経、 ⑦ 、舌咽神経および ⑧ に乗り末梢の器官に分布する。

動眼神経の枝は瞳孔括約筋に分布して ⑨ を起こす。

⑦は涙腺、耳下腺に分布する。

⑧は長い経路をとり、腹部へ達する神経で消化管では ⑩ の約3分の2まで分布する。下行結腸から先の消化管には、⑥から出る ⑪ が分布するので、脊髄損傷では食物の ⑫ はできるが、 ⑬ が困難になることがある。

①の機能は、心臓に対して拍動を ⑭ し、消化管の運動を ⑮ する。

解答

2 自律神経系の流れと働き

①交感神経　②副交感神経　③交感神経幹　④ノルアドレナリン

自律神経系は交感神経と副交感神経で構成され、無意識の状態で身体機能を調節する。

交感神経の節後線維は、アドレナリン作動性のニューロンである。

※③交感神経幹は交感神経節でも可。

⑤脳幹　⑥仙髄　⑦顔面神経　⑧迷走神経　⑨縮瞳　⑩横行結腸　⑪骨盤内臓　⑫消化・吸収　⑬排便

副交感神経の中枢は脳幹と仙髄であり、脳幹からのニューロンは脳神経に入り各器官に分布する。仙髄からのニューロンは骨盤内臓神経に入り各器官に分布する。

動眼神経に乗った線維は瞳孔括約筋や毛様体筋に分布し、顔面神経に乗った線維は涙腺、唾液腺（耳下腺を除く）、鼻腺などに分布する。

迷走神経は心臓、肺、消化管（横行結腸の3分の2まで）、肝臓、腎臓などに分布する。

⑭促進　⑮抑制

交感神経は、心臓、血管などには促進的に作用し、消化管などには抑制的に作用する。また、気管支の拡張や散瞳、発汗にも作用する。

内分泌系

問題

1 ホルモン

次の文章の ⬜ を埋めなさい。

ホルモンは化学的な構成要素により、① ホルモン、② ホルモン、アミノ酸誘導体ホルモンの3種に区分される。

①ホルモンは下垂体前葉ホルモンなどが代表例で、標的となる細胞の ③ に分布する受容体に結合する。この結合により細胞質内の ④ が活性化され、機能が生じる。

②ホルモンは肝臓で生成される ⑤ を原料とするもので、⑥ 皮質ホルモンや性ホルモンが例である。このホルモンは標的細胞の ⑦ 内に直接侵入して受容体と結合し、⑧ に作用する。

アミノ酸誘導体ホルモンの例は、アドレナリンやドーパミンなどの ⑨ アミン類がある。

現在では、ホルモン様物質は内分泌器官だけではなく、全身の多くの細胞から分泌されることが知られている。例えば、心房から出る ⑩ は、腎臓に作用して血圧を低下させる。

解答

1 ホルモン

①ペプチド ②ステロイド

ホルモンは、構成要素によりペプチドホルモン、ステロイドホルモン、アミノ酸誘導体ホルモンに区分される。

③細胞膜 ④cAMP

ペプチドホルモンは分子量が大きく、細胞内へ侵入できないので、細胞膜にある受容体に結合してcAMPを活性化させる。

⑤コレステロール ⑥副腎 ⑦細胞 ⑧遺伝子（DNA）

コレステロールは肝臓で生成される脂質で、ステロイドホルモンや細胞膜の原料となる。

⑨カテコール ⑩心房性ナトリウム利尿ペプチド

カテコールアミンはアミノ酸であるチロシンから誘導されるホルモンで、アドレナリン、ノルアドレナリン、ドーパミンなどがこれに属する。

心房性ナトリウム利尿ペプチドは、心房から分泌されるアミノ酸28個のペプチドで、腎臓に作用してナトリウムと水分の排泄を促進する（利尿作用）とともに、末梢血管を拡張することにより血圧を低下させる。

問題

2 内分泌器官の最高中枢

次の文章の ▭ **を埋めなさい。**

　① は内分泌系の最高中枢といわれ、他の内分泌器官の分泌を感知し、調節する ② 機構が存在する。

　例えば、 ③ からのサイロキシンの分泌量が減少すると、血中濃度の低下が①に伝わり、TRH（甲状腺刺激ホルモン放出ホルモン）の分泌を促進する。TRHは ④ からの ⑤ の分泌を促進し、サイロキシンの分泌量が増加する。血中サイロキシン濃度が上昇すると、TRHの分泌は減少する。

　また、FSH（卵胞刺激ホルモン）は卵胞からの ⑥ の分泌を促進し、卵胞の発育と ⑦ の肥厚・増殖を促す。⑥の分泌が増加して⑦が充分に肥厚すると、その情報は①に伝わり ⑧ が分泌され、④からの ⑨ の大量分泌を促す。⑨は卵胞に作用し、 ⑩ の誘発を行う。

解答

2 内分泌器官の最高中枢

①視床下部 ②フィードバック

視床下部は各種自律神経系の中枢が存在しており、内分泌系の調節も行われている。とくに下垂体前葉から出るホルモンを調節する放出ホルモン、抑制ホルモンが多数分泌される。

③甲状腺 ④下垂体前葉 ⑤TSH(甲状腺刺激ホルモン)

甲状腺ホルモン(T3、T4)は、下垂体前葉から出るTSHの刺激により分泌量が増加する。分泌量の情報は血液を通じて視床下部に伝えられ、TRH(甲状腺刺激ホルモン放出ホルモン)の分泌を調節する。

⑥エストロゲン ⑦子宮粘膜
⑧Gn-RH(性腺刺激ホルモン放出ホルモン)
⑨LH(黄体形成ホルモン) ⑩排卵

FSHの刺激により増加したエストロゲンは子宮粘膜の増殖を促進し、着床の準備を整えると同時に視床下部に作用し、Gn-RHが放出される。Gn-RHは下垂体前葉からの大量のLHの分泌を促す(LHサージ)。

感覚器系

問題

1 視覚と聴覚

次の文章の　　　　を埋めなさい。

視覚障害は様々なケースがある。

例えば、①　　の厚み調節に不具合が生じて焦点が網膜より前に結像すると、②　　視となる。この場合は、③　　レンズの眼鏡を利用することで対応できる。

また、視細胞に存在する④　　はビタミンAが原料であり、不足すると⑤　　となる。

毛様体では⑥　　が産生され、常に一定量が⑦　　から排泄されている。この⑥の排泄が不全になると眼圧が⑧　　し、視野欠損をともなう⑨　　となる。

聴覚は年齢によって差異があり、青年期には成人より周波数の高い音を感知することができる。これを⑩　　音という。

加齢が進行すると、中耳にある⑪　　や⑫　　の動きが鈍くなり、音の伝わりが悪くなる。これを⑬　　難聴といい、内耳内の⑭　　の流れや有毛細胞の感受性が悪くなると⑮　　難聴になる。

解答

1 視覚と聴覚

①水晶体（レンズ） ②近 ③凹

水晶体はいわゆるレンズで、光を屈折して像を形成する。レンズが薄くならなかったり、眼軸が長いと、焦点が網膜の前にできて遠くの像がぼやけてみえる。これを近視といい、凹レンズの眼鏡により補正する。

④ロドプシン（視色素） ⑤夜盲症（とりめ）

ロドプシンは杆状体に多く含まれる視色素であり、光が当たると化学変化を起こす。イオドプシンは波長（色）の違いを感知する。ロドプシンの原料はレチナールである。これはビタミンAから変化したもので、不足するとロドプシンの生合成が減少し、明るさの感受性が低下する。

⑥眼房水 ⑦シュレム管 ⑧上昇 ⑨緑内障

眼房水は眼球内部を満たす液体成分で、毛様体により産生され、眼球内部の構造に栄養を補給し、シュレム管（強膜静脈洞）から排泄される。この眼房水の排出不全は、視神経乳頭を圧迫して緑内障を引き起こす。日本では正常圧緑障も多くみられる。

⑩モスキート ⑪鼓膜 ⑫耳小骨 ⑬伝音性
⑭リンパ液 ⑮感音性

鼓膜は中耳の前端、外耳道との境界にある膜状構造で、音の振動を受け取って耳小骨へ伝える。耳小骨はツチ骨、キヌタ骨、アブミ骨で構成される。アブミ骨は内耳にある前庭窓に付着し、振動をリンパ液に伝える。

骨格系

問題

1 骨の働き

次の文章の □ を埋めなさい。

骨格系は身体の支持し、筋の付着部となり運動を行い、体内臓器を保護する。また、骨自体はカルシウムなどのミネラルを貯蔵し、① における造血作用を行う。

骨を構成する成分には ② 、炭酸カルシウム、フッ化カルシウムなどが存在する。

カルシウムは身体において血液の ③ 、神経終末における ④ 、筋 ⑤ などを行う重要なミネラルであり、血中に一定量が必要となる。このため、血中濃度が低下すると、上皮小体から ⑥ が分泌され ⑦ 細胞に作用し、骨基質からカルシウムを ⑧ させ血中に供給する。この現象を骨 ⑨ という。

逆に血中濃度が上昇すると、甲状腺C細胞から分泌される ⑩ が ⑪ 細胞に作用し、骨基質にカルシウムが ⑫ する。⑦細胞と⑪細胞の機能は ⑬ によって抑制されるため、思春期になると身長の伸びは停止する。しかし、女性の場合、 ⑭ 後⑬の分泌量が減少するため、カルシウムを充分に摂取しないと ⑮ 症になる。

解答

1 骨の働き

①骨髄　②リン酸カルシウム　③凝血作用
④シナプス伝達　⑤収縮

骨には豊富なミネラルが貯蔵される。最も多いものがカルシウムであり、リン酸カルシウムが約58％を占める。カルシウムは骨の硬度を高めるとともに生体内の各種機能に関わる重要なミネラルである。例えば、血液系における凝固因子の１つであり、神経終末におけるシナプス小胞の分泌や筋タンパクの架橋形成に不可欠なイオンである。

⑥パラソルモン　⑦破骨　⑧溶出　⑨吸収
⑩カルシトニン　⑪骨芽　⑫沈着

カルシウムは身体に不可欠なイオンであり、成人ではパラソルモンとカルシトニンにより調節される。血中カルシウム濃度が低下すると、パラソルモンの作用により破骨細胞が働き、骨からカルシウムが溶出し血液に供給される。血中カルシウム濃度が上昇すると、カルシトニンの作用により骨芽細胞が働き、骨にカルシウムが沈着する。

⑬性ホルモン　⑭閉経　⑮骨粗鬆

性ホルモンは骨細胞に対して抑制的に作用する。したがって、思春期になり性ホルモン濃度が上昇すると身長の伸びは止まる。逆に、閉経期に至り性ホルモン濃度が低下すると、破骨細胞がより活性化して骨粗鬆症を起こすことがある。

2 骨盤の構造

次の文章の　　　を埋めなさい。

骨盤は左右の ① と ② で構成される立体構造である。①はさらに腸骨、恥骨、 ③ の3つの骨で構成される。

骨盤でできる内部の空間を骨盤腔といい、 ④ より上の盲腸、S状結腸、小腸を納める部分を ⑤ 、④より下の膀胱、子宮、直腸を納める部分を ⑥ という。

骨盤の前端は恥骨結合を形成し、その下端が作る角度は ⑦ と呼ばれ、男女差がある。女性はやや広く、約 ⑧ 度である。

②の上端前部にある ⑨ と恥骨結合後面の距離は ⑩ と呼ばれ、日本人女性の平均は約12cmである。この値が ⑪ cm以下だと ⑫ といわれ、帝王切開の対象となることがある。

2. 骨盤の構造

①寛骨 ②仙骨 ③坐骨
④分界線 ⑤大骨盤 ⑥小骨盤

　骨盤は左右の寛骨と仙骨で構成される。寛骨は腸骨、恥骨、坐骨の3つの骨が骨結合により結合する。
　中央にある分界線より上を大骨盤といい、小腸や大腸の一部を納め、下を小骨盤といい、膀胱、子宮、直腸などを納める。

⑦恥骨下角 ⑧120 ⑨岬角
⑩真結合線 ⑪9 ⑫狭骨盤

　骨盤には性差がある。
　女性骨盤は男性よりもやや大きめで幅が広く、恥骨下角が鈍角である。これは女性が出産を行うためであり、仙骨の岬角と恥骨結合を結ぶ線（真結合線）が9cm以下であると、産道が狭く自然分娩が困難となる。

運動器系

問題

1 表情を作る筋、排尿・排便に関わる筋

次の文章の　　　を埋めなさい。

表情運動は表情筋の作用によるもので、眼を閉じる ① 筋、口を閉じる ② 筋、額に横じわを作る ③ 筋などがある。

これらの筋を支配するのは ④ 神経であり、この神経が阻害されると ⑤ 麻痺を起こし表情が喪失する。

排尿、排便の時には、腹直筋、⑥ 筋、⑦ 筋、⑧ 筋などの腹筋群が腹圧をかけると同時に外尿道口や肛門を取り巻く ⑨ 筋が弛緩することで排泄が起こる。あまり腹圧が強くかかると ⑩ 部や臍部で ⑪ を起こすことがある。⑩部で起こるものは男性に多くみられる。さらに、加齢などによる⑨筋の収縮力の低下は ⑫ を起こす原因となる。

解答

1 表情を作る筋、排尿・排便に関わる筋

①眼輪　②口輪　③前頭　④顔面　⑤ベル

表情筋は頭部表面に分布する皮筋で、大小約20存在し表情運動に作用する。上記以外に、鼻根筋、皺眉筋、笑筋、頬筋、大・小頬骨筋、口角挙筋などがある。
表情筋は脳神経の一つである顔面神経に支配される。この神経が麻痺すると表情の喪失を起こすベル麻痺となる。

⑥〜⑧外腹斜、内腹斜、腹横　⑨骨盤底
⑩鼡径　⑪ヘルニア　⑫失禁

腹筋群は腹部の前屈、側屈、回旋などの運動を行うとともに腹圧をかける作用がある。この腹圧は膀胱や直腸を圧迫し、排尿、排便を助けるが、あまり圧力が強いと、腹壁の弱い部分から腸などの腹部臓器が突出することがある。これをヘルニアという。
骨盤底筋は浅会陰横筋、尿道括約筋、肛門括約筋などの総称で、加齢により衰えると失禁の原因となる。

血管の不思議

　私たちは解剖学の講義で、「●●動脈」や「●●●静脈」といった血管の名称を数多く覚えさせられます。このため、「血管はあまり変化がない」と思われています。大きな血管ではそうなのですが、末梢では常に変化が起こっています。

　例えば、子宮内膜は性周期に応じて肥厚します。その肥厚した内膜内にはらせん動脈が伸長して分布しますが、月経時に内膜は血管とともに脱落し、消失します。また、創傷治癒の過程でも血管の増生が起こります。さらに、脳の血管は閉塞が起こると、その基部から新しい血管が作られます。これが過度に起こると「モヤモヤ病」となります。病的なものとしては、ガン組織は自ら血管増生因子を出して栄養補給のための血管を新生することがあります。

　もし、このような血管にすべて名称があったら、覚えるのが大変なことでしょうね。

索引

あ

アウエルバッハ神経叢 154
アキレス腱 128,138,183-184
アクチン 130
アジソン病 178
アシドーシス 26,192
アスコルビン酸 →ビタミンC
アストロサイト 88
アセチルコリン 90
圧受容器 146,196
アデニン 188
アデノイド 52
アドレナリン 103,104, 176,196,214,215,216
アナフィラキシーショック 190
アブミ骨 110,114,180, 220
アポクリン腺 30,194
アミノ酸 63,64,202,206
アミノ酸配列 188
アミノ酸誘導体ホルモン 175-176,216
アミラーゼ 63,64
アミロプシン→アミラーゼ
アルカローシス 26
アルドステロン 103,104,196,204
アルブミン 26,158,191, 192
鞍関節 181-182
アンギオテンシノゲン 203,204
アンギオテンシン 203, 204
アンドロゲン 104
アンモニア 202,206

い

胃 56,58,105,106
胃液 63,64
イオドプシン 220
胃結腸間膜 62
移行上皮 19,20,137-138
胃酸（塩酸）64
胃小窩 60
胃静脈 44
胃体部 60
Ⅰ音 144
一次運動中枢 167-168
一次運動野 211,212
胃底部 60
遺伝子→DNA
陰窩 65,66
陰茎 74
陰茎海綿体 74

インスリン 63,64,103, 104,176,202
咽頭 180,198
咽頭筋 132,184
インヒビン 104

う

ウィリス動脈輪 →大脳動脈輪
ウェルニッケ中枢 167-168
右主気管支 53,54
右心室 114
右心房 34,144
ウラシル 136
ウロビリン 205,206
運動神経 90

え

栄養 155-152
栄養膜 210
腋窩 194
腋窩神経 170
腋窩動脈 38,42
エクリン腺 30,142,194
エストロゲン 78,82,102,103,104, 161-162,208,218
エナメル質 60
エラスチン 29,30

エリスロポエチン 105, 106,140,159-160
遠位尿細管 70
嚥下 198
延髄 84,100,168,211,212
エンドルフィン 105,106

お

横隔神経 169-170
横隔膜 132,200
横行結腸 56,58,62,66,214
横行結腸間膜 62
黄体 207,208,210
黄体期 78
黄体形成ホルモン=LH 78,102,208,218
嘔吐反射中枢 167-168
黄斑 108,111
凹レンズ 220
オキシトシン 103,104, 176,177-178,210
オステオン 118
オッディ括約筋 153-154
オリゴデンドロサイト 88
オルニチン回路 202,206

か

外陰部 194
回結腸静脈 44
外耳道 110
外側溝 84
回腸 56,62
外腸骨動脈 38
外転神経 94
外尿道口 74

海馬 165-166
外胚葉 163-164,210
外腹斜筋 128,226
外分泌腺 20
回盲部 62
回盲弁 62
外肋間筋 132,151-152,200
下顎神経 174
蝸牛 110
蝸牛管 114
核 16,18
顎関節 182
角質層 28,30
核小体 16
角膜 108,112
下行結腸 56
下垂体 84,98,100,209
下垂体後葉 103,104,195, 196
下垂体前葉 105,106,207, 208,218
ガストリン 105,106,154
下腿三頭筋 128
下大静脈 32,44
肩関節 124,183-184
下腸間膜静脈 44
滑液 126
滑車神経 94,174
褐色脂肪 137-138
滑面小胞体 16
カテコールアミン 175-176,216
下殿神経 172
果糖 63,64
下橈尺関節 124

下鼻道 150
ガラクトース 63,64
顆粒球 190
顆粒層 29,30
カルシウム 221,222
カルシウムイオン 130
カルシトニン 103,104, 175-176,222
眼圧 219
感音性難聴 220
感覚受容器 28
感覚神経 90
還元分裂 80,164
寛骨 118,122,182,224
間質細胞 104
桿状体 180
冠状動脈 36
冠状縫合 124
肝静脈 148
眼神経 174
関節 123-126,181-182
関節円板 124
関節腔 124
関節軟骨 126
関節半月 126,181-182
関節包 125,126
汗腺 28
肝臓 56,58,63,64,66,72
眼動脈 146
間脳 84,86
眼房水 220
間膜ヒモ 62,154
顔面神経 94,96,174,214, 226
眼輪筋 184

き

キーセルバッハ部位 198
気管 50,53-54,98,100
気管支 50,53,54
気管支動脈 152
気胸 200
奇静脈 48,148
基底細胞 116
基底層 28,30
気道 149-150,197-198
キヌタ骨 110,114,220
機能層 208
機能中枢 167-168
球関節 123,124
嗅上皮 149-150
嗅神経 94
橋 84,100
胸管 48
頬筋 226
胸腔 49-50,53-54
胸骨 118,122,182
胸骨体 118
狭骨盤 224
胸鎖乳突筋 128
胸式呼吸 200
胸神経 92
胸髄 96
胸腺 105,106
胸大動脈 38,50
強膜 108
胸膜 151-152
胸膜腔 50,151-152,200
強膜静脈洞→シュレム管
胸腰髄 96
巨核芽球 23,24

巨核球 24
極体 164
距骨 118
巨赤芽球性貧血 189,190
近位尿細管 70
近視 220
筋節 129,130
筋線維 129,130
筋線維束 129,130
筋組織 20
筋皮神経 170
筋紡錘 180,212
筋膜 129,130

く

グアニン 188
区域気管支 50
空腸 56
空腸静脈 44
クッシング病 178
クッパー細胞 153-154,190
クモ膜 90
クモ膜下腔 90
クモ膜顆粒 90
クラインフェルター症 164
クラウゼ小体 180
グリア細胞→神経膠細胞
グリコーゲン 64,202
グリセリン 63,64
グルカゴン 103,104,175-176,202
グルコース 63,64,201,202

くる病 194
クレアチニン 160,205,206
クレアチン 206
クレアチンリン酸 206
クレチン病 178
グロブリン 26

け

脛骨 118,126
脛骨神経 172
形質細胞 24
頸神経 92,211
頸髄 211,212
頸椎 118
頸動脈洞 146,195,196
頸膨大 92
血液 23-26,139-140,191-192
血球 189-190,192
月経 77-78,208
月経期 78
月経周期 78
結合組織 20,21,137-138
血漿 192
血小板 24
結腸ヒモ 62,154
結膜 180
血流 195-196
ケトン体 192
ケラチン 140
肩甲骨 118
腱索 32,34
剣状突起 182
減数分裂 18,80

原尿 204
腱紡錘 212

こ

好塩基球 23,24,189
口蓋扁桃 52
後角 86,94
岬角 224
口角挙筋 226
交感神経 90,95,96,196,214
交感神経幹 214
後脛骨動脈 146
膠原線維＝コラーゲン 22,30,142
後根 86
虹彩 108,180
後索 86
好酸球 24,189
鉱質コルチコイド 176
膠質浸透圧 192
甲状腺 98,103,104
甲状腺刺激ホルモン＝TSH 102,106,218
甲状腺刺激ホルモン放出ホルモン＝TRH 106,218
甲状腺ホルモン 218
甲状軟骨 98,100,150
後正中溝 86
構造脂肪 137-138
好中球 23,24,189
喉頭 100,198
喉頭蓋 52,198

喉頭筋 132
喉頭口 198
後頭葉 84,168
広背筋 128
後鼻孔 150,198
硬膜 90
硬膜静脈洞 46,90
肛門括約筋 226
抗利尿ホルモン＝ADH 102,158
口輪筋 226
後輪状披裂筋 184
股関節 183-184
呼吸 199-200
黒質 165-166,212
骨格筋 21,22,130
骨芽細胞 222
骨吸収 222
骨髄 26,118,222
骨髄芽球 24
骨層板 118
骨粗鬆症 222
骨盤 223-224
骨盤底筋 76,226
骨盤内臓 214
コドン 188
鼓膜 110,220
コラーゲン＝膠原線維 22,30,142
ゴルジ体 16
コルチ器 114
コルチゾル 103,104,176,177-178
コレシストキニン 105,106
コレステロール 202

さ

最高血圧 196
最低血圧 196
細動脈 39,40
細胞 15-18,135-136
細胞質 16,18
細胞膜 16,18
細網線維 22
サイモシン 105,106
サイロキシン 103,104,176,177-178,217
鎖骨 118
坐骨 224
鎖骨下動脈 38,41,42
坐骨神経 171-172
鎖骨中線 33,34
左主気管支 53,54
左心室 144
左心房 144
嗄声 174
猿手 212
三角筋 184
三叉神経 94,174
三尖弁 32

し

紫外線 30,194
視覚 219-220
視覚中枢 167-168
耳管 110,149-150
耳管咽頭口 180
耳管扁桃 52
子宮 77,78,82,100
子宮頸 76
子宮広間膜 76

231

子宮体 76,162
糸球体 158,203,204
四丘体 165-166
糸球体傍装置 70,157-158,203
子宮底 76
子宮粘膜 76,207,208,218
軸索突起→神経突起
篩骨 182
篩骨洞 52,182
支持細胞 116
視床 84,100,165-166
視床下部 84,100,104,105,106,208,218
耳小骨 114,220
矢状縫合 124
視神経 94,108
視神経乳頭 108,180,220
舌 115-116
膝蓋腱 128
膝窩動脈 146
失禁 226
シトシン 188
シナプス 88
シナプス小胞 222
脂肪 63,64
脂肪細胞 22
脂肪酸 63,64
脂肪層 29,30,194
車軸関節 123,124,181-182
射精管 74
尺骨 118,124
尺骨神経 170
尺骨神経手背枝 170

尺骨神経浅枝 170
縦隔 54
縦隔内臓器 151-152
集合管 70,72,157-158
十字靱帯 126
自由神経終末 28,116,142,180,221,222
重層扁平上皮 19,137-138
重層立方上皮 19
十二指腸 56,58,61,66
皺眉筋 226
自由ヒモ 62,154
絨毛 62
絨毛性ゴナドトロピン →胎盤性ゴナドトロピン
自由リボソーム 16
樹状突起 88
受容体 215,216
シュレム管 220
シュワン細胞 88
循環血液量 196
循環中枢 167-168
上顎骨 182
上顎洞 52,149-150,182
松果体 84,105,106
小頬骨筋 226
笑筋 226
上行結腸 56,62
上行大動脈 38,146
小骨盤 224
硝子体 180
硝子軟骨 126
小十二指腸乳頭 62
小泉門 118
上大静脈 32,47,48

小腸 61,63,64,98,105,106,153-154
上腸間膜静脈 44
上腸間膜動脈 38
上橈尺関節 124,182
小脳 84,100
小肺胞細胞 152
上皮小体 100,103,104,221
上皮小体ホルモン=PTH 102,118
上皮組織 20,137-138
上鼻道 150
静脈 29,30,43-48,63,64,147-148
静脈弁 46
小葉間静脈 66
小葉間胆管 66
小葉間動脈 66
上肋間静脈 47,48
上腕骨 118
上腕三頭筋 128,184
上腕動脈 38,41,42,146
上腕二頭筋 128,184
食道 50,56
食道静脈 48
食道裂孔 60
女性生殖器 75-76,81-82,99,100
ショ糖 63,64
自律神経 90,95-96,213-214
心圧痕 152
心外膜 32
心筋 21,130

心筋層 32
神経膠細胞 88
神経細胞体 88
神経終末→シナプス
神経組織 20
神経突起 88
真結合線 122,224
心室中隔 32,35
腎小体 72
腎静脈 148
腎錐体 68
心切痕 50
心尖 34
心臓 31-36,105,106, 143-144
腎臓 68,72,98,105,106, 157-158
心臓壁 35
靱帯 124,125,126, 181-182
腎動脈 38,146
心内膜 32
腎乳頭 68,158
心嚢 36
腎杯 68
心拍出量 196
腎盤 68
真皮 28,29
深部感覚 179-180
心房性ナトリウム利尿
　ペプチド 216
心膜腔 36,50

す

膵液 63,64

水晶体 111,220
錐状体 180
水素イオン 158
膵臓 56,58,66,98,103
錐体 212
錐体外路 211,212
錐体交叉 212
錐体路＝皮質脊髄路 212
膵リパーゼ 202
スクラーゼ 63,64
ステアプシン→膵リパーゼ
ステロイドホルモン
　175-176,216

せ

精管 100
精索 161-162
性周期 207-208
性腺刺激ホルモン放出
　ホルモン＝Gn-RH 105, 106,207,208,218
精巣 74,80,100,103
精巣上体 74
精巣動脈 38
声帯 52,197,198
声帯ヒダ 198
正中環軸関節 124,182
正中神経 169-170,212
正中神経の固有掌側指神経 170
正中線 33,34
成長ホルモン＝GH 102, 105,106
成長ホルモン放出
　ホルモン GHRH 106

精嚢 74,80,100
性ホルモン 176,222
声門 52,183-184,198
赤芽球 23,24,190
赤核 165-166,212
脊髄 85-86,91-94
脊髄神経 169-172
脊髄神経節 86
赤体 208
脊柱管 92,122
セクレチン 105,106, 153-154
舌咽神経 94
舌下神経 94
赤血球 23,24,190,205, 206
舌扁桃 52
線維芽細胞 22,29,30
線維軟骨 126
浅会陰横筋 226
前角 86,94,212
仙骨 118,122,224
仙骨神経 92
前根 86
前索 86
浅指屈筋 212
染色体 18
仙髄 96,214
前正中裂 86
前赤芽球 23,24,190
浅側頭動脈 146
前庭 110
前庭窓 179-180
前頭筋 226
前頭骨 118,182

前頭洞 52,182
前頭葉 84,168,212
浅腓骨神経 172
線毛上皮 54,137-138
泉門 118
前立腺 74,80,100,
　161-162
前リンパ球 23,24

そ

総頸動脈 38,40,146
造血幹細胞 24
総指伸筋 128
桑実胚 210
総掌側指神経 170
増殖期 78
臓側胸膜 50,200
臓側心膜 35
総胆管 61
総腸骨動脈 38
僧帽筋 128
僧帽弁 32,34,144
側角 86
側索 86
側頭骨 182
側頭葉 84,166,168
側脳室後角 86
側脳室前角 86
足背動脈 146
側副靱帯 126
鼠径リンパ節 48
組織 19-22,137-138
咀嚼筋 132
ソマトスタチン 104,106,
　176

粗面小胞体 16

た

ターナー症 164
第1肋骨 41,42
大円筋 41,42
大胸筋 128
大頰骨筋 226
対光反射中枢 167-168
大骨盤 224
第5肋間 34
大十二指腸乳頭 62
大静脈孔 60
体性感覚中枢 167-168
体性神経 90
体勢保持の中枢 167-168
大泉門 118
大腿骨 118,126
大腿四頭筋 128,184
大腿神経 172
大腿動脈 38,42,146
大腿二頭筋 128
大腸 61,153-154
大殿筋 128,184
大動脈 39,40
大動脈弓 32,38,146,195,
　196
大動脈弁 32,36
大動脈裂孔 60
大脳 83-86,100,168
大脳基底核 212
大脳縦裂 86
大脳静脈 90
大脳動脈輪 42
大脳半球 84

大肺胞細胞 152
胎盤 210
胎盤性ゴナドトロピン 210
大伏在静脈 46
大網 58,62
大網ヒモ 62,154
第四脳室 84
ダウン症 164
唾液 63,64
楕円関節 181-182
ダグラス窩 58,161-162
ダスト細胞 190
多尿 160
多列円柱上皮 19
単芽球 23,24
単球 23,24,190
炭酸カルシウム 221
炭酸水素イオン 64,192
胆汁 64
男性生殖器 73-74,
　79-80,99,100
弾性線維 22,40
弾性軟骨 126
単層円柱上皮 19,20
淡蒼球 86
単層扁平上皮 19,20
単層立方上皮 19
胆嚢 56,66
タンパク質 63,64,
　187-188

ち

チアミン→ビタミンB_1
恥骨 221,224
恥骨下角 224

恥骨結合 223,224
膣 76,100
チミン 188
中間腱 183-184
中心窩 108,111
中心溝 84
中心静脈 66
中心体 16,136
虫垂 56,62
中枢神経 89
中大脳動脈 146
中脳 84,168,211,212
中胚葉 210
中鼻道 150
虫部 165-166
腸液 63,64
聴覚 219-220
聴覚中枢 167-168
腸間膜 58,62
蝶形骨 182
蝶形骨洞 52,182
腸骨 118,185,223,224
腸腰筋 184
直腸 56,58
直腸子宮窩→ダグラス窩

つ

椎間板 124
椎骨 182
椎骨静脈 182
椎骨動脈 40,146,182
椎体 182
痛覚 180
痛風 206
ツチ骨 110,114,220

て

デオキシリボ核酸→DNA
テストステロン 80,103,104
デスモソーム 16
テタニー 178
伝音性難聴 220
転写 188
伝導路 211-212
デンプン 63,64

と

頭蓋骨 90
動眼神経 94,96,213,214
橈骨 118,124
橈骨手根関節 182
橈骨神経 170
橈骨神経浅枝 170
橈骨動脈 40,146
糖質コルチコイド 176,177-178
橈尺関節 124
透析治療 204
橈側皮静脈 46
頭頂葉 84,168
糖尿病性ケトアシドーシス 192
洞房結節 34,144
動脈 29,30,37-42,145-146
洞様血管 66,202
ドーパミン 176,215,216
トランスファーRNA→tRNA
トリプシン 63,64,202

トリプルX 164
とりめ→夜盲症
トリヨードサイロニン 176
トロンビン 140

な

ナイアシン 155-156
内因子 105,106
内胸動脈 146
内頸静脈 148
内細胞塊 210
内耳 181-182
内耳神経 94,110
内尿道口 68
内胚葉 163-164,210
内腹斜筋 226
内分泌腺 20
内包 86,212
内肋間筋 132,200
軟口蓋 150,198
軟骨 125-126
軟膜 90

に

Ⅱ音 144
ニコチン酸→ナイアシン
二尖弁→僧帽弁
乳糖 63,64
乳頭筋 32
乳頭突起 182
乳糜槽 148
乳輪部 194
ニューロン 87-88

尿 159-160, 205-206, 209-210
尿管 68, 159-160
尿管口 68
尿細管 72
尿素 202, 205
尿道 68, 72
尿道括約筋 226
尿道球腺 74
尿毒症 204
尿閉 160
尿量 159-160
尿路 159-160

ね

猫なき症候群 164
ネフロン 69-70, 72, 157-158
粘液水腫 178

の

脳幹 96, 214
脳神経 93-94, 173-174
脳脊髄液 90
脳梁 84, 86
ノルアドレナリン 104, 176, 216

は

肺 49-50, 151-152, 190
パイエル板 147-148
肺活量 151-152
肺胸膜→臓側胸膜
胚子 210
肺静脈 32, 144

肺尖 50
背側指神経 170
肺底 50
肺動脈 32, 34
肺動脈弁 32, 36
胚盤胞 210
肺胞 54
肺門 50, 152
排卵 78
麦芽糖 63, 64
白体 208
破骨細胞 222
橋本病 178
バソプレシン
　→抗利尿ホルモン 102, 103, 157-158, 177-178, 196
発生 163-164
ハバース層板 118
馬尾 92
パラソルモン
　→上皮小体ホルモン 102, 103, 118, 176, 177-178, 222
パラトルモン
　→パラソルモン
半規管 110, 114
半奇静脈 48
半月弁 36

ひ

ビオチン 155-156
ビオチン欠乏症 156
被殻 86, 165-166
皮下組織 28, 29

鼻腔 197, 198
腓骨 118, 126
尾骨神経 92
鼻根筋 226
膝関節 125-126, 182, 183-184
肘関節 183-184
皮脂腺 28, 30
皮質脊髄路＝錐体路 212
微絨毛 16
尾状核 86
脾動脈 48
ヒス束 144
ヒスタミン 140, 142, 190, 194
脾臓 48, 66, 206
ビタミンA 155-156, 219, 220
ビタミンB_1 155-156
ビタミンB_2 155-156
ビタミンB_{12} 140, 155-156, 190
ビタミンC 155-156
ビタミンD 30, 142, 155-156, 194
ビタミンK 154, 155-156
左冠状動脈 36
左結腸静脈 44
皮膚 27-30, 115-116, 141-142, 193-194
肥満細胞 22, 24, 140, 189, 194
表情筋 132, 225, 226
表皮 28, 29
ヒラメ筋 184

ビリルビン 140
鼻涙管 149-150

ふ

ファータ乳頭
　→大十二指腸乳頭
ファータ・パチニ小体 28, 116
フィブリノゲン 26,192
腹横筋 226
腹腔 57-58
腹腔動脈 38,42,146
副交感神経 90,95,96,214
腹式呼吸 200
副腎 68,98
副神経 94
副腎髄質 103,104,195, 196
副腎皮質 103,104, 177-178,195,196
副腎皮質刺激ホルモン =ACTH 102
副腎皮質刺激ホルモン放出ホルモン＝CRH 106
腹直筋 128,184,225
副突起 182
副半奇静脈 48
副鼻腔 52,181-182
浮腫 140,192
プチアリン→アミラーゼ
フッ化カルシウム 221
腹筋群 225,226
プラスミン 140
プリン体 206
プルキン工細胞 165-166

プルキン工線維 144
ブルンナー腺 153-154
ブローカ中枢 167-168
プロゲステロン 78,82, 104,161-162,208,210
プロトロンビン 140
プロラクチン 106
プロラクチン放出因子 =PRF 106
プロラクチン抑制因子 =PIF 106
分界線 224
分泌期 78
噴門 60,154
噴門部 60

へ

平滑筋 21,22,40,130,196
閉経 222
閉鎖神経 171-172
壁側胸膜 50,200
壁側心膜 35
ペプシノゲン 64
ペプシン 64
ペプチターゼ 63,64
ペプチド結合 188
ペプチドホルモン 216
ヘム 206
ヘモグロビン 26,188,189, 190,206
ペラグラ神経炎 156
ヘルニア 226
ベル麻痺 174,226
辺縁系 165-166
扁桃 52

扁桃体 165-166
ヘンレ係蹄 70

ほ

縫合 124
膀胱 68,72,74,159-160
膀胱三角 68
房室結節 144
乏尿 160
ボウマン嚢 70,158,204
母指手根中手関節 182

ま

マイスナー小体 28,142, 180
マクロファージ 22,24, 140,189,190,194
末梢血管抵抗 196
抹梢神経 89
マリオットの盲点 180
マルターゼ 63,64

み

ミエリン鞘 88
ミオグロビン 160
ミオシン 130
右冠状動脈 36
右結腸静脈 44
ミクログリア 88
味孔 116
味細胞 116
味神経 116
密性結合組織 137-138
ミトコンドリア 16,18,136
耳 109-110,113-114

脈絡叢 86
脈絡膜 108
味蕾 116

む

無顆粒球 190
無尿 160

め

眼 107-108,111-112
迷走神経 94,96,174,214
メサンギウム細胞 158
メッセンジャーRNA
　→mRNA
メラトニン 105,106
メラニン 142
メラニン細胞 30,142,194

も

毛根 28
毛細血管 88
網状赤血球 24,190
盲腸 56,62
網嚢 58
網膜 108,111
毛様体 108,219,220
網様体 165-166
モスキート音 220
門脈 44,46,48,63,64,202

や

夜盲症 220

ゆ

有棘層 29,30

幽門 60,154
幽門部 60,154
輸入細動脈 70

よ

葉気管支 50
葉脈 155-156,190
腰神経 92
腰髄 96
腰仙骨神経叢 94
腰椎 118,181-182
腰膨大 92
溶連菌 203,204

ら

ラクターゼ 63,64
らせん動脈 208
ラムダ縫合 124
卵円窩 36,144
卵割 210
卵管 76,82,100
卵管采 76
卵管膨大部 82,162,210
ランゲルハンス細胞 190
ランゲルハンス島 64,98,104
卵巣 76,77,78,82,100,103,104
卵巣周期 78
卵巣動脈 38,146
卵巣ホルモン 77,78,217,218
卵胞 78,207,208
卵胞刺激ホルモン＝FSH 78,102,106,

177-178,208
卵胞上皮細胞 104,208

り

リーベルキューン腺 66
リソソーム 136
リゾチーム 180
立毛筋 28
リパーゼ 63,64
リボソーム 18,136,188
緑内障 220
リン酸カルシウム 222
輪状ヒダ 66
鱗状縫合 124
リンパ管 63,64
リンパ球 23,24,189

る

類洞→洞様血管

れ

レチナール 156,220
レニン 105,106,158,204
レンズ 111
レンズ核線条体動脈 146

ろ

肋膜→臓側胸膜
肋間筋 132
肋間静脈 47,48,148
肋骨 48,118,182
肋骨突起 182
ロドプシン 220
濾胞細胞 104

わ
腕神経叢 94,212
腕頭静脈 47,48,148
腕頭動脈 38

A
ACTH
=副腎皮質刺激ホルモン
101,175-176
ADH
=抗利尿ホルモン 101
ANP 105,106
ATP 135-136

B
B細胞 23,24

C
cAMP 216
CRH=副腎皮質刺激
ホルモン放出ホルモン
106
C細胞（甲状腺）104

D
DNA 18,135-136,
187-188,192,216

F
FSH=卵胞刺激ホルモン
78,101,106,
177-178,208,217,218

G
GH=成長ホルモン
101,106
GHRH=成長ホルモン
放出ホルモン 106
Gn-RH=性腺刺激ホルモン
放出ホルモン 207,208,
218

H
HbA1c値 140
HLA型 140

I
IgA 164,192
IgE 192
IgG 164,192
IgM 192

L
LH=黄体形成ホルモン
78,101,208,218
LHサージ 208,218

M
mRNA 18,188

P
PIF=プロラクチン抑制因子
106
PRF=プロラクチン
放出因子 106
PTH=上皮小体ホルモン
101
P波 144

Q
QRS波 144

S
S状結腸 56

T
T3→トリヨードサイロニン
218
T4→サイロキシン 218
TRH=甲状腺刺激ホルモン
放出ホルモン 106,218
tRNA 18,136,188
TSH=甲状腺刺激ホルモン
101,106,218
T細胞 24

U
UV→紫外線

α
α細胞（ランゲルハンス島）
176

β
β-エンドルフィン 106
β細胞（ランゲルハンス島）
104,176

δ
δ細胞（ランゲルハンス島）
176

【著者紹介】

飯島治之（いいじま・はるゆき）
北海道リハビリテーション大学校解剖学講師。
昭和54年3月北海道大学理学部卒業。同年4月東京女子医科大学解剖学教室入局。平成4年同教室にて博士号取得。平成16年同大学看護学部准教授に就任。平成24年了徳寺大学客員教授を経て現職。

飯島美樹（いいじま・みき）
北海道科学大学保健医療学部看護学科教授。
東京女子医科大学看護短期大学を卒業後、東京女子医科大学病院に勤務。Hawaii Loa College（看護学学士）、東海大学大学院医学研究科（医科学修士）、人間総合科学大学大学院心身健康科学（博士）を取得。

装丁・本文デザイン・DTP　北路社／イラスト　まついつかさ、上村一樹

看護学生のための解剖学ドリル

2017年5月30日　初版　第1刷発行
2023年9月14日　初版　第3刷発行

著　者　飯島治之、飯島美樹
発行者　片岡巌
発行所　株式会社技術評論社
　　　　東京都新宿区市谷左内町21-13
　　　　電話　03-3513-6150　販売促進部
　　　　　　　03-3267-2270　書籍編集部
印刷／製本　大日本印刷株式会社

定価はカバーに表示してあります。
本書の一部または全部を著作権法の定める範囲を超え、無断で複写、複製、転載あるいはファイルに落とすことを禁じます。

©2017　飯島治之、飯島美樹

造本には細心の注意を払っておりますが、万一、乱丁（ページの乱れ）や落丁（ページの抜け）がございましたら、小社販売促進部までお送りください。
送料小社負担にてお取り替えいたします。

ISBN978-4-7741-8931-4　C3047
Printed in Japan